Dean Ornish

# Die Ornish-Herz-Diät

Aus dem Amerikanischen übersetzt
von Olga Rinne

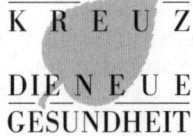

KREUZ

DIE NEUE
GESUNDHEIT

Die amerikanische Originalausgabe ist 1990 unter dem Titel »Dr. Dean Ornish's Program For Reversing Heart Disease« bei Random House, Inc., New York, erschienen.

Die Gedanken, Methoden und Anregungen in diesem Buch stellen die Meinung bzw. Erfahrung des Verfassers dar. Sie wurden vom Autor nach bestem Wissen erstellt und mit größtmöglicher Sorgfalt überprüft. Sie bieten keinesfalls Ersatz für kompetenten medizinischen Rat. Jede Leserin, jeder Leser sollte für das eigene Tun und Lassen auch weiterhin selbst verantwortlich sein.
Daher erfolgen Angaben in diesem Buch ohne jegliche Gewährleistung oder Garantie des Verlags oder des Autors. Eine Haftung des Verlags oder des Autors für etwaige Personen-, Sach- oder Vermögensschäden ist ausgeschlossen, es sei denn im Falle grober Fahrlässigkeit.

4 5 96

© 1993 by Kreuz Verlag Stuttgart
Alle Rechte vorbehalten
Umschlaggestaltung: Christine Paxmann, München
Satz: Steffen Hahn, Kornwestheim
Druck und Bindung: Graphischer Großbetrieb, Pößneck
ISBN 3 7831 1225 7

# Inhalt

**I. Einführung in den Rezeptteil** ................ 9

Den Übergang vollziehen ..................... 13
Vertraute Rezepte modifizieren ............... 14
Küchengeräte ................................ 24
Glossar der Zutaten .......................... 28
Allgemeine Hinweise, Tips und Zubereitungstechniken für die fettarme Küche ............. 54
Die 21-Tage-Menüfolge ....................... 70

**II. Die Rezepte** ............................... 81

Salate, Dressings, Würzsaucen und Vorspeisen .. 82
Gemüsebeilagen .............................. 122
Getreide- und Hülsenfruchtgerichte ........... 140
Nudelgerichte ............................... 163
Suppen ...................................... 176
Herzhafte Gemüsegerichte .................... 202
Tofugerichte ................................ 223
Brot und Pizza .............................. 238
Frühstücke .................................. 249
Desserts .................................... 255

**III. Epilog: Ich habe Hoffnung** ................ 273

**IV. Register der Rezepte** ..................... 287

DIE NEUE GESUNDHEIT widmet sich ganz gezielt dem Thema Gesundheit. Sie will zeigen, wie man selbst sein persönliches Wohlbefinden fördern und erhalten kann. Der Grundgedanke ist dabei die Erkenntnis, daß die meisten der sogenannten »Zivilisationskrankheiten« durch unser eigenes Verhalten hervorgerufen werden und daß wir sie deshalb auch selbst vermeiden oder heilen können.

Die Bücher der Reihe machen medizinische Behandlung im Krankheitsfall nicht überflüssig. Aber sie helfen, ein selbstverantwortliches Verhältnis zum eigenen Körper, zum Arzt und zu Krankheit und Gesundheit überhaupt zu entwickeln.

Mit spannenden Selbstzeugnissen und Berichten von Menschen, die erfolgreich ihre Probleme bewältigt haben, machen die Bücher Mut, die eigene Gesundheit selbst in die Hand zu nehmen.

# I. Einführung in den Rezeptteil

von Shirley Elizabeth Brown und Martha Rose Shulman

Werfen Sie nur einen Blick auf die Rezepte in diesem Buch, und Sie werden alle vorgefaßten Meinungen aufgeben, die Sie vielleicht in bezug auf die Unvereinbarkeit von gesunder, fleischloser, fettarmer Kost und kulinarischem Vergnügen hegen. Diese Ernährungsweise ist nicht frugal und asketisch; sie ist vielmehr sprühend, farbig und reich an Geschmacksnuancen und Konsistenzen unterschiedlichster Art: Sie genießen frische Gemüse, würzige Kräuter, pikante Gewürze, nahrhafte Getreidegerichte, wohlschmeckende Bohnen, raffinierte Pastas, süße, verlockende Desserts. Hier finden Sie genügend delikate und leckere Rezepte, um monatelang jeden Tag etwas Neues zu kochen. Und Sie werden bald befriedigt feststellen, wie unbelastet und doch gesättigt Sie sich von diesen Mahlzeiten fühlen.

Gemüse, Getreideprodukte und Trockenbohnen sind das Rückgrat dieser Ernährungsweise. Wenn Sie sich bisher vorwiegend von Fleisch und Kartoffeln ernährt haben, werden Ihnen einige der Getreidearten und Trockenbohnensorten neu sein, aber es handelt sich nicht um exotische Nahrungsmittel; Sie werden die benötigten Zutaten in den meisten Supermärkten und in Naturkostläden ohne Mühe finden, und es wird ein Abenteuer für Sie sein, diese Dinge kennenzulernen. Bei allen Rezepten und Menüs wurde viel Mühe darauf verwendet, sie für das Auge und für den Gaumen farbig und reizvoll zu gestalten. Wenn Sie anfangen, mit Getreidesorten und Trockenbohnen zu hantieren, werden Sie nicht der enttäuschenden Tristheit begegnen, die Sie in der Vergangenheit vielleicht mit der vegetarischen Ernährungsweise assoziiert haben. Bald werden die Zutaten Ihnen vertraut sein und sogar unentbehrlich werden, wenn Sie anfangen, sie in Salaten, Hauptgerichten, Beilagen und Desserts zu verwenden, gewürzt mit köstlichen Kräutern und Essenzen, kombiniert mit taufrischem, knackigem Gemüse und süßen, saftigen Früchten.

Im Lauf der letzten Jahre hat sich in unserer Gesellschaft ein neues Ernährungsbewußtsein und eine steigende Nachfrage nach guten, frischen, saisongemäßen Produkten entwickelt; Sie werden das Obst, das Gemüse und die Kräuter, die Sie für diese Rezepte brauchen, leicht in Supermärkten und auf Wochenmärkten finden. Schlendern Sie über die Wochenmärkte und lassen Sie sich von der Schönheit der Produkte inspirieren; in diesem Kochbuch finden Sie Rezepte für praktisch jede Gemüsesorte, die Ihnen ins Auge fällt.

Sie werden auch entdecken, daß viele Ihrer Lieblingsgerichte sich den neuen Ernährungsrichtlinien leicht anpassen lassen. Blättern Sie die Rezepte durch, und Sie werden Vorspeisen finden, das Paprikapüree (S. 86), Chilis für herzhaften Appetit, wie die Burritos mit schwarzen Bohnen (S. 140), kräftige Eintopfgerichte, Lasagne und Manicotti. Und es gibt viele andere köstliche Pasta-Varianten, wie Pasta mit Spargel und Spargelcreme (S. 164), oder Linguini mit gerösteten roten Pfefferschoten und Kräuter-Tomatensauce (S. 166). Außerdem finden Sie Enchiladas, Burritos, viele vertraute Suppen und feurige Currys. Jene unter Ihnen, die chinesisches und japanisches Essen lieben, haben die Wahl unter vielen wundervollen Rezepten, von pfannengerührten Gerichten (ohne Öl) bis hin zu pikanten Kombinationen von Gemüse, Tofu, Nudeln und Körnern. Und wenn Sie eine Schwäche für süße Nachspeisen haben, müssen Sie nicht verzweifeln. Es ist einfach, Desserts herzustellen, die im Munde zergehen und die ohne Berge von Zucker und Butter auskommen. Probieren Sie den Birnen-Cocktail (S. 261), die glasierte Obsttorte (S. 266), die warmen Kompottvarianten, die gebakkenen und pochierten Äpfel und Birnen, die eleganten Kombinationen von frischen Früchten und Dessertweinen und die milden Puddings.

Salate werden eine völlig neue Bedeutung für Sie annehmen, wenn Sie Kombinationen wie Blumenkohl mit Vinaigrette aus Limonensaft und rotem Pfeffer entdecken (S. 91), Salat aus Brunnenkresse, Fenchel und Orangen (S. 105), Kartoffelsalat mit Tomatillo-Sauce (S. 102) und Salat aus Baby-Lima-Bohnen, um nur einige zu nennen. Herzhafte Suppen wie Linsen-Maisbrei-Suppe mit Limonensaft und Chili (S. 199), Bohnensuppe mit Tomaten und Kräutern (S. 197), Spanische Kichererbsen-Knoblauch-Suppe (S. 195) und leichtere Suppen wie Gaspacho (S. 184) und Möhrensuppe mit Ingwer, Orange und frischem Koriander (S. 185) werden Sie überraschen und Ihren Gaumen erfreuen. Sie finden ein internationales Angebot an Hauptgerichten. Für Asketentum ist hier wirklich kein Platz.

Auf jeder Rezept-Seite werden Sie Informationen finden, die Ihnen bei der Menüplanung helfen.

Bei jedem Rezept ist angegeben, welche Gesamtmenge es enthält und wie viele Personen davon satt werden können. Obwohl die Nährwertanalyse sich auf eine bestimmte Portionsgröße bezieht, können Sie natürlich variieren, was die Mengen angeht.

Unter jedem Rezept finden Sie Informationen über den Gehalt an Kalorien, Cholesterin, Fetten und manchmal Salz. Wenn Sie in bezug auf die Portionsgröße irgendwelche Bedenken haben, werden diese sich vermutlich auf den Gesamtfettgehalt und den Gehalt an gesättigten Fetten beziehen. Generell basiert die Nährwertanalyse auf einer vernünftigen Portionsgröße, in aller Regel als eine Tasse angegeben. Nehmen Sie das als Leitlinie und nicht als Anweisung dafür, wieviel Sie essen dürfen oder sollen.

Um das zu verdeutlichen, lassen Sie uns annehmen, daß Sie nach einer Zehn-Prozent-Fett-Diät leben und daß Sie Ihre Gesamtfettaufnahme auf fünfzehn Gramm pro Tag beschränken. Wenn Sie pro Tag drei Mahlzeiten zu sich nehmen, sollte der durchschnittliche Fettgehalt jeder Mahlzeit etwa fünf Gramm betragen.

Sehen Sie sich die spanische Kichererbsen-Knoblauchsuppe auf S. 195 an: Eine Tasse dieser Suppe enthält 2,9 g Fett (die meisten der anderen Suppen enthalten weniger Fett). Eineinhalb Tassen dieser Suppe enthalten 4,4 g Fett und zwei Tassen 5,8 g Fett. Es wird davon abhängen, was Sie zum Frühstück gegessen haben oder was Sie für Ihr Abendessen planen, wieviel von der Suppe Sie zu sich nehmen und was Sie dazu essen. So benutzen Sie ernährungswissenschaftliche Angaben.

Für diejenigen, die ihr Gewicht unter Kontrolle halten wollen, ist auch die Kalorienzahl angegeben. Allerdings ist es nicht wirklich nötig, Kalorien zu zählen, da Sie vermutlich überschüssiges Gewicht verlieren werden, obwohl Sie so viel essen, wie Sie wollen. Für Menschen, die an Hypertonie oder kongestivem Herzversagen leiden, ist auch dort, wo es ein Problem darstellen könnte, jedesmal der Natriumgehalt eines Rezepts angegeben.

# Den Übergang vollziehen

Auch wenn Sie die Rezepte und Menüs in diesem Kochbuch so verlockend finden, daß Sie sich am liebsten gleich in die neue Diät hineinstürzen würden, ist es wahrscheinlich vernünftiger, einen allmählichen Übergang zu vollziehen. Wenn diese Art der Ernährung Ihnen völlig neu ist, sind kleinere, fortschreitende Veränderungen vermutlich das Einfachste. Beginnen Sie damit, Ihren Fleischkonsum einzuschränken, indem Sie nur ein- oder zweimal pro Woche ein Stück mageres Fleisch essen, dann nur einmal in zwei Wochen ein Stück Fleisch, und so fort, bis Sie Fleisch ganz weglassen können. Gehen Sie mit Geflügel und Fisch genauso um. Eliminieren Sie Schritt für Schritt den Käse und andere fettreiche Milchprodukte aus Ihrer Ernährung. Ersetzen Sie Vollmilchprodukte und fettarme Milchprodukte durch Magermilchvarianten. Es gibt sehr fettarme Pflanzencremes, die Sie als Ersatz für Butter oder Margarine benutzen können. Auch Eiersatz wird auf dem Markt angeboten, aber lesen Sie die Angaben auf den Verpackungen sorgfältig durch, weil manche dieser Produkte viel Fett enthalten.

Machen Sie einen Schritt nach dem anderen. Wenn Sie das Schwergewicht Ihrer Ernährung auf andere Speisen verlagern, fangen Sie an, mit Getreide, Hülsenfrüchten, Gemüse und Tofu zu experimentieren. Probieren Sie jede Woche eine neue Getreidesorte, ein neues Bohnen- oder Gemüsegericht aus. Sie werden eine neue Welt von Geschmacksnuancen und Konsistenzen entdecken, wenn Sie diese Gerichte erproben.

# Vertraute Rezepte modifizieren

Sie brauchen Ihre alten Kochbücher nicht wegzuwerfen. Sie können lernen, Gerichte, die Ihnen schmecken, den neuen Richtlinien gemäß zu modifizieren. Bestimmte vertraute Gerichte wie Lasagne, Pizza, Chilis und Suppen können in fleischlose Varianten umgewandelt werden, ohne daß ihr typischer Charakter verlorengeht. Rezepte, die Öl enthalten, können modifiziert werden, indem man einige simple Techniken verändert. In vielen Fällen können Sie das Öl völlig weglassen, ohne daß dies den Charakter des Gerichts verändert; in anderen Fällen, wie bei den Salatsaucen und den Pürees in diesem Buch, können Sie das Öl oder Fett durch andere Substanzen wie Joghurt, Tofu oder Tomatensaft ersetzen – mit guten Resultaten.

Blättern Sie Ihre alten Kochbücher durch. Betrachten Sie zuerst die Gemüsegerichte, dann die Pasta, die Reisgerichte, Salate, Suppen, das Vollwertgebäck und die Getreidegerichte. Manche enthalten Fleisch, und fast alle werden Öl, Butter und Salz enthalten. Viele werden auch Milch, Eier, Sahne oder Käse verlangen. Wenn Sie ein Rezept in eine fettarme, vegetarische Version umwandeln wollen, versuchen Sie zuerst, es ohne das Öl und die tierischen Fette zu machen. Wenn das Rezept Fleisch enthält (zum Beispiel bei Eintöpfen, pfannengerührten Gerichten, Schmortöpfen, Nudelgerichten und Suppen), lassen Sie das Fleisch einfach weg. Wenn Sie der Konsistenz oder der Masse wegen das Fleisch durch etwas anderes ersetzen wollen, probieren Sie es mit einer adäquaten Menge der folgenden Substanzen:
- Gekochtes Getreide wie Reis, Bulgur, Hirse, Couscous oder Vollweizen (perfekt für viele Schmortöpfe)
- gekochte Bohnen, pflanzliches Protein (Fleisch-

ersatz), dehydrierte Bohnenflocken (in Gemüsetöpfen und Aufläufen)
- feingeschnittene gedünstete Gemüse, wie Karotten, Zwiebeln, kleine Squash-Kürbisse oder Pilze (in Pasta-Saucen oder Eintöpfen)
- geraspelte Karotten (in Pasta-Saucen, Chilis und Eintöpfen)
- gewürfelter oder zerdrückter Tofu (als Käse- oder Hackfleischersatz in Saucen, als Fleischersatz in Eintöpfen und Suppen)

Wenn ein Rezept das Sautieren von Gemüse in Öl oder Butter verlangt, kochen Sie das Gemüse statt dessen in einer kleinen Menge Wasser, Gemüsebrühe oder Wein weich. Das kann man im offenen oder geschlossenen Topf machen; man nennt es blanchieren. Je länger die Kochdauer, desto weicher wird das Gemüse und desto mehr verliert es seine Farbe.

Nachdem Sie das Gemüse blanchiert haben, können Sie die restlichen Zutaten hinzufügen. In vielen Gemüsegerichten wird das Sautieren verlangt, aber sie schmecken genauso gut, wenn das Gemüse gedünstet, blanchiert, im Ofen oder in der Mikrowelle gegart wird, bevor man es mit den anderen Zutaten vermischt. Experimentieren Sie mit diesen Zubereitungsmethoden.

Hier sind einige Beispiele, wie man Rezepte unter Verwendung dieser Leitlinien modifiziert:

## Unmodifizierte Version: Suppe aus weißen Bohnen und frischen Tomaten mit Petersiliensauce

**Die Suppenbasis:**
Benutzen Sie das Kochwasser der Bohnen allein oder in Kombination mit der Sommer-Gemüsebrühe (S. 179).

**Die Suppe:**

3/4 Tasse weiße Trockenbohnen
10 Tassen Wasser
10 frische Salbeiblätter
 (oder 1 Teelöffel getrocknete Salbeiblätter)
4 Knoblauchzehen
3 Lorbeerblätter
6 Zweige Thymian (oder 1/4 Teelöffel getrockneter Thymian)

3 Eßlöffel kaltgepreßtes Olivenöl
Salz
1 mittelgroße rote oder gelbe Zwiebel, fein gehackt
500 g reife Tomaten, gehäutet, entsamt und zerkleinert
frisch gemahlener schwarzer Pfeffer

**Petersiliensauce:**

1 Tasse glatte Petersilie
2 Knoblauchzehen
1/4 Teelöffel Salz (grobes Meersalz)

3 Eßlöffel kaltgepreßtes Olivenöl
3 Eßlöffel frischgeriebener Parmesankäse
Rotweinessig

Verlesen Sie die Bohnen und entfernen Sie kleine Steinchen oder Spreu. Spülen Sie die Bohnen gründlich, bedecken Sie sie reichlich mit Wasser und lassen Sie sie über Nacht einweichen.

Gießen Sie am nächsten Tag das Einweichwasser ab und gießen Sie 10 Tassen frisches Wasser über die Bohnen. In einem Topf mit der Hälfte der Salbeiblätter, drei geschälten Knoblauchzehen, zwei Lorbeerblättern, dem Thymian und einem Eßlöffel Olivenöl zum Kochen bringen. Fügen Sie einen Teelöffel Salz hinzu, verringern Sie die Hitze und lassen Sie die Bohnen auf kleiner Flamme kochen, bis sie weich, aber nicht breiig sind (etwa eine Stunde). Vom Herd nehmen, die Brühe abgießen und beiseite stellen.

Erwärmen Sie den Rest des Öls langsam in einem Suppentopf, mit den verbleibenden Salbeiblättern, dem Knoblauch (grob gehackt) und dem Lorbeerblatt. Fügen Sie nach etwa zwei Minuten die feingehackte Zwiebel hinzu und lassen Sie sie in acht bis zehn Minuten weich werden. Rühren Sie die Tomaten ein, geben Sie dann sechs bis zehn Tassen Bohnen- oder Gemüsebrühe in den Topf und würzen Sie mit einem halben Teelöffel Salz. Zum Kochen bringen und etwa zwanzig Minuten auf kleiner Flamme köcheln lassen. Fügen Sie die Bohnen hinzu und lassen Sie die Suppe weitere zehn Minuten kochen.

Schmecken Sie zum Schluß mit Salz und frischgemahlenem schwarzem Pfeffer ab. Die Suppe kann sofort serviert oder für später beiseite gestellt werden. Bereiten Sie die Petersiliensauce unmittelbar vor dem Servieren zu. Geben Sie einen vollen Löffel Petersiliensauce auf jeden Teller heiße Suppe.

Um die Petersiliensauce zuzubereiten, hacken Sie die Petersilie sehr fein. Zerstoßen Sie den Knoblauch mit Salz in einem Mörser, bis er eine geschmeidige Paste bildet. Fügen Sie etwa einen Eßlöffel Petersilie hinzu; kräftig einarbeiten. Rühren Sie dann das Olivenöl, den Parmesankäse und die restliche Petersilie ein. Schmekken Sie mit Rotweinessig und etwas Salz ab.

Das oben wiedergegebene Rezept enthält sechs Eßlöffel Olivenöl und drei Eßlöffel Parmesankäse. Der einfachste Weg, es zu modifizieren, ist, das Öl und den Käse einfach wegzulassen, ohne die restlichen Zutaten zu verändern.

Die Petersiliensauce verlangt Olivenöl und Käse; diese geben Geschmack und eine glatte, geschmeidige Konsistenz. Wenn Öl und Parmesankäse wegfallen, gibt es mehrere Alternativen, um die angemessene Konsistenz zu erreichen. Zitronensaft, Wein, Gemüsebrühe, Kräuter- oder Weinessig verleihen der Sauce Wohlgeschmack und sorgen für die richtige Konsistenz. Es könnte auch reines Wasser verwendet werden, aber das würde den Geschmack der Petersilie vermindern.

Wenn Sie mit Salz keine Vorsicht üben müssen, können Sie etwas mehr hinzufügen, um den Geschmack zu verstärken.

## Modifizierte Version: Suppe aus weißen Bohnen mit frischen Tomaten und Petersiliensauce

### Die Suppenbasis:
Benutzen Sie das Kochwasser der Bohnen allein oder in Kombination mit der Sommer-Gemüsebrühe (S. 179).

### Die Suppe:
- 3/4 Tasse weiße Trockenbohnen
- 10 Tassen Wasser oder Gemüsebrühe
- 10 frische Salbeiblätter (oder 1 Teelöffel getrockneter Salbei)
- 4 Knoblauchzehen
- 3 Lorbeerblätter
- 6 Zweige Thymian (oder 1/4 Teelöffel getrockneter Thymian)
- Salz
- 1 mittelgroße rote oder gelbe Zwiebel, fein gehackt
- 500 g reife Tomaten, gehäutet, entsamt und zerkleinert
- frisch gemahlener schwarzer Pfeffer

### Petersiliensauce:
- 1 Tasse glatte Petersilie
- 2 Knoblauchzehen
- Salz
- 3 Eßlöffel Gemüsebrühe
- Rotweinessig
- frisch gemahlener schwarzer Pfeffer

Folgen Sie dem Originalrezept, mit Ausnahme der Anweisungen, die das Olivenöl betreffen. Kochen Sie die eingeweichten und abgegossenen Bohnen mit frischer Flüssigkeit, drei Knoblauchzehen, zwei Lorbeerblättern und dem Thymian. Lassen Sie das Olivenöl bei diesem Schritt weg.

Benutzen Sie eine kleine Menge der beiseite gestellten Bohnenbrühe (zwei bis vier Eßlöffel) mit dem restlichen Salbei, Knoblauch und dem Lorbeerblatt, um die Zwiebel zu blanchieren. Wenn die Zwiebel weich ist, fügen Sie Tomaten, Bohnenbrühe, Salz und Pfeffer hinzu, wie im Originalrezept.

*Petersiliensauce:* Hacken Sie die Petersilie sehr fein. Zerstoßen Sie den Knoblauch mit Salz in einem Mörser, bis eine geschmeidige Paste entstanden ist. Fügen Sie etwa einen Eßlöffel gehackte Petersilie hinzu; kräftig einarbeiten. Danach abwechselnd Gemüsebrühe und die restliche Petersilie nach und nach in die Mischung einrühren. Damit die Sauce glatter und homogener wird, können Sie einen Teil der Knoblauch-Kräuter-Mischung mit dem Pürierstab oder im Mixer pürieren. Schmecken Sie mit Rotweinessig und frischgemahlenem schwarzem Pfeffer ab, wenn Sie mögen.

Deborah Madison stellt auf S. 197 eine andere Version dieser Suppe vor. Beachten Sie, daß die Gemüse hier nicht in Öl sautiert, sondern zusammen mit den Bohnen gekocht werden, um der Brühe Wohlgeschmack zu verleihen.

Langes Kochen schwächt den Geschmack einiger Kräuter. Wenn man sie gegen Ende des Kochprozesses hinzufügt, entfalten sie ihr volles Aroma. Die Kräuter haben einen so wundervollen Eigengeschmack, daß es nicht notwendig ist, sie auf einer Ölbasis zu Paste zu verarbeiten. Deborah Madison verfeinerte die Knoblauch-Kräuter-Paste durch Zitronensaft und etwas Zitronenschale, um ihr mehr Aroma und eine glattere Konsistenz zu geben.

Ein weiteres gutes Beispiel für eine gelungene Modifikation ist das Rezept für gefüllte Manicotti (S. 235). Gewöhnlich werden Manicotti mit einer üppigen Käsefüllung und oft mit Bechamel- und Tomatensauce überbacken gereicht. Hier besteht die Füllung für die Manicotti aus einer Tofu-Kräutermischung; das Gericht wird mit einer pürierten Tomatensauce überbacken, die kein Öl enthält. Wenn diese Manicottiversion brutzelnd aus dem Ofen kommt, ist sie genauso lecker wie ihr traditionelles Gegenstück.

Salatsaucen sind ebenfalls sehr einfach zu modifizieren. Das ideale Salatdressing hüllt den Salat in einen feinen Film ein, der gleichzeitig Würze gibt; Öl ist dafür nicht die einzige Lösung.

## *Vinaigrette – unmodifizierte Version*

1 Eßlöffel Zitronensaft
3 Eßlöffel Essig
1 Knoblauchzehe (durch die Presse gedrückt)
1 Teelöffel Dijonsenf
Salz und frischgemahlener Pfeffer
¾ Tasse Olivenöl

Zitronensaft, Essig, Senf, Knoblauch, Salz und Pfeffer gut vermischen; das Öl einrühren.

## Modifizierte fettarme Versionen:

### *Joghurtvinaigrette*

1 Eßlöffel Zitronensaft
3 Eßlöffel Essig
1 Knoblauchzehe (durch die Presse gedrückt)
1 Teelöffel Dijonsenf
Salz und frischgemahlener Pfeffer
¾ Tasse Magermilchjoghurt

Zitronensaft, Essig, Senf, Knoblauch, Salz und Pfeffer gut vermischen; den Magermilchjoghurt einrühren.

## Tomatenvinaigrette

1 Eßlöffel Zitronensaft
3 Eßlöffel Essig
1 Knoblauchzehe (durch die Presse gedrückt)

1 Teelöffel Dijonsenf
Salz und frischgemahlener Pfeffer
¾ Tasse Tomatensaft

Zitronensaft, Essig, Knoblauch, Senf, Salz und Pfeffer gut vermischen; den Tomatensaft einrühren.

## Tofu-Vinaigrette

1 Eßlöffel Zitronensaft
3 Eßlöffel Essig
1 Knoblauchzehe (durch die Presse gedrückt)

1 Teelöffel Dijonsenf
Salz und frischgemahlener Pfeffer
¾ Tasse Seidentofu

Vermischen Sie alle Zutaten in einem Mixer oder mit dem Pürierstab. Wenn die Sauce zu dick wird, fügen Sie mehr Zitronensaft oder Essig hinzu.

Sie werden an den vielen Rezepten hier auch sehen, daß man keine Berge von Zucker braucht, um köstliche süße Desserts herzustellen. Früchte haben genügend eigene Süße, und man kann das Aroma steigern, indem man das Obst in süßen Weinen, anderen Fruchtsäften oder Fruchtsaftkonzentraten mariniert. (Fruchtsaftkonzentrate können auch zum Süßen von Puddings und Gebäck verwendet werden.) Sorbets brauchen nicht wirklich die riesigen Mengen Zucker, die in den traditionellen Rezepten angegeben werden (s. das Apfel-Cidre-Sorbet auf S. 255 und das Beerensorbet auf S. 260). Zuckersirup kann fast immer durch Fruchtsaft ersetzt werden.

Hier sehen Sie ein traditionelles Rezept für Bananen in Wein pochiert, gefolgt von einer modifizierten Version:

## Bananen in Wein pochiert

2 Tassen trockener oder halbtrockener Weißwein
³/₄ Tasse Zucker
2 Teelöffel Vanilleextrakt
1 Stange Zimt
¹/₂ Tasse Rosinen oder Korinthen
3 bis 4 feste, reife Bananen
frisch geriebener Muskat nach Geschmack
1 Tasse süße Sahne, mit Vanille gewürzt und steifgeschlagen

Bringen Sie den Wein mit dem Zucker, der Vanille, dem Zimt, den Rosinen oder Korinthen in einem Topf zum Köcheln. Rühren Sie, bis der Zucker geschmolzen ist, bedecken Sie den Topf und lassen Sie die Mischung fünf Minuten sanft weiterköcheln. Schälen und schneiden Sie die Bananen, geben Sie sie in die Flüssigkeit hinein. Den Topf bedecken und weitere zehn Minuten sanft kochen lassen. Schmecken Sie zum Schluß mit Muskat ab und servieren Sie das Dessert mit Schlagsahne.

## Modifizierte Version: Bananen in Apfelsaft pochiert

2 Tassen Apfelsaft
1 Eßlöffel Vanilleextrakt
1 Stange Zimt
3 Eßlöffel Rosinen oder Korinthen
3 bis 4 feste, reife Bananen
frischgeriebener Muskat nach Geschmack
4-6 Eßlöffel Magermilchjoghurt mit Vanille gewürzt oder »Geschlagene ›Sahne‹« (S. 271)

Bringen Sie den Apfelsaft mit der Vanille, dem Zimt, den Rosinen oder Korinthen in einem Topf zum Köcheln; den Topf bedecken und fünf Minuten lang sanft weiterköcheln lassen. Schälen und schneiden Sie die Bananen, geben Sie sie in die Flüssigkeit hinein. Bedeckt zehn Minuten weiterköcheln lassen. Schmecken Sie zum Schluß mit Muskat ab und servieren Sie das Dessert mit Vanillejoghurt oder mit »Dessertcreme«.

Sie können den Wein ruhig verwenden, wenn Sie mögen, aber hier wurde er durch Apfelsaft ersetzt, um mehr Süße zu geben. So entsteht ein Dessert, das ebenso verlockend ist wie die unmodifizierte Version. Die Menge der Rosinen oder Korinthen wurde etwas reduziert, aber sie genügt, um dem Dessert »Biß« zu geben, und der Joghurt oder die Dessertcreme runden das Ganze ab.

Wenn Sie Frühstücksflocken süßen und befeuchten wollen, benutzen Sie Magermilch und frische Früchte oder eine kleine Menge getrocknete Früchte. Sie können auch Fruchtsaft oder Fruchtsaftkonzentrat zum Süßen verwenden (das Konzentrat ist *sehr* süß, nehmen Sie also nur kleine Mengen).

Sobald Sie mit den Rezepten dieses Buches vertraut geworden sind, wird es Ihnen nicht schwerfallen, einige Ihrer alten Lieblingsspeisen zu modifizieren.

# Küchengeräte

## *Töpfe und Pfannen*

Wenn Sie in einige nützliche Küchengeräte investieren wollen, fangen Sie mit einigen guten Stücken antihaftbeschichteten Kochgeschirrs an. Die schwereren Silverstone-Töpfe und -Pfannen sind besonders praktisch. Man kann darin ohne Öl braten und sautieren, ohne daß die Nahrungsmittel anhaften oder verbrennen. Unabhängig davon, welche Marke Kochgeschirr Sie wählen, – rüsten Sie sich mit zwei oder drei gut verschließbaren Kasserollen von ein bis vier Liter Fassungsvermögen, einem schweren Suppentopf mit Deckel und einer Pfanne von vierundzwanzig bis dreißig Zentimetern Durchmesser aus. Zusätzlich empfehlen wir folgende Dinge:

*Eine antihaftbeschichtete Crêpe-Pfanne;* für einige der Rezepte dieses Buches wird eine Crêpe-Pfanne von etwa vierzehn Zentimetern Durchmesser sich als nützlich erweisen.

*Einsätze zum Dämpfen von Gemüse;* diese preiswerten Küchengeräte sind für die fettarme Küche unentbehrlich. Benutzen Sie entweder ausfaltbare Dämpfeinsätze aus rostfreiem Stahl, die Sie in einen Topf einhängen können, oder chinesische Dämpfeinsätze aus Aluminium oder Bambus, die man übereinanderstapeln kann.

*Ein chinesischer Wok* ist ein sehr nützliches Kochgeschirr für pfannengerührte Gerichte oder, zusammen mit den Dämpfeinsätzen, für gedünstete Speisen. Am besten besorgen Sie sich einen antihaftbeschichteten Wok mit Deckel.

*Ein großer Pasta-Topf;* es kann ein billiger Emailletopf sein, die Art, die man auch zum Einwecken benutzt. Der Topf sollte nicht zu schwer sein, da man ihn ziemlich hoch mit Wasser füllt.

*Ein Dampfkochtopf* ist nicht unbedingt notwendig, aber wenn Sie in Eile sind, ist er nützlich, um Bohnen und andere Gerichte mit langer Kochdauer zuzubereiten, da er die Garzeiten um die Hälfte reduziert. Aber kochen Sie keine Markerbsen oder Linsen im Dampfkochtopf, denn die Kochflüssigkeit schäumt und kann das Ventil des Dampfkochtopfs verstopfen.

## Zum Backen

*Einen feuerfesten Topf* mit Deckel von drei bis vier Litern Fassungsvermögen
*Eine Soufflé-Form* von ein bis zwei Litern Fassungsvermögen
*Eine oder zwei Auflaufformen* von etwa zwanzig Zentimetern Durchmesser
*Zwei oder drei antihaftbeschichtete Backbleche*
*Zwei antihaftbeschichtete Brotformen*
*Zwei Pizzaformen* von zwanzig oder vierundzwanzig Zentimetern Durchmesser

## Für die Küchenarbeit

*Messer;* gute Küchenmesser sind die wichtigsten Utensilien, die man braucht. Sie sollten auch einen guten Wetzstahl oder -stein haben, um die Messerklingen scharf zu halten. Stumpfe Küchenmesser machen das Gemüseputzen zeitaufwendig und gefährlich.
Sie sollten ein etwa zwanzig Zentimeter langes Stahl- oder Flußstahlmesser, einige gute Schälmesser und ein gezacktes Brotmesser haben. Flußstahlklingen bleiben

scharf, aber sie rosten, wenn man sie nicht sorgfältig trocken hält, und laufen an, wenn sie mit Fruchtsäure in Berührung kommen. Also empfehlen wir Stahlmesser; sie sind am besten zu handhaben. Was Sie außerdem in Ihrer Küche haben sollten:
*zwei oder drei Holzlöffel*
*Rührbesen*
*Metallspatel, Gummi- oder Plastikspatel*
*vierseitige Reibe*
*Muskatreibe*
*Knoblauchpresse*
*Pfeffermühle*
*Zitruspresse*
*Plastikbrett zum Teigkneten und Ausrollen*
*Rollholz*
*Sieb und Durchschlag*
*Salatschleuder*
*Zeitmesser für die Küche*
*Kartoffelschäler*
*Rührschüsseln* aus rostfreiem Stahl (mindestens drei)
*Teigschüssel* aus rostfreiem Stahl oder Keramik
*Mörser und Mörserkeule* (am besten aus Marmor)
*Sieb mit Rühraufsatz* zum Durchpassieren
*Meßbecher* mit 250 bis 500 g Fassungsvermögen
*einige kleine Meßbecher*
*Meßlöffel*
*Küchenwaage*

## Elektrische Küchengeräte

*Mixer*
*Küchenmaschine;* sie ist nicht unbedingt notwendig, aber nützlich, um Pürees und einige Saucen zuzubereiten (obwohl man das mit geringem Mehraufwand auch mit einem Mixer erreichen kann). Besonders nützlich sind Küchenmaschinen zum Zerkleinern von Gemüse.

*Elektrisches Rührgerät;* nicht unbedingt erforderlich, aber in Verbindung mit einer Teigknetvorrichtung beim Brotbacken zeitsparend.
*Sorbettier* oder elektrischer Speiseeisbereiter; diese Geräte sind oft teuer und nicht unbedingt notwendig, aber mit einem elektrischen Speiseeisbereiter oder einem Sorbettier, der in Ihr Tiefkühlfach paßt, können Sie mit sehr wenig Mühe alle Arten von Fruchteis herstellen.
*Gewürzmühle;* Gewürze sind sehr viel intensiver, wenn sie in ihrer ursprünglichen Form aufbewahrt und erst kurz vor dem Gebrauch gemahlen werden. Sie können dazu auch eine elektrische Kaffeemühle benutzen. Lassen Sie aber Vorsicht walten, wenn Sie Zimtstangen oder ähnliches mahlen wollen. Brechen Sie sie in kleine Stücke, da die Schneideblätter sonst blockieren und der Motor heißläuft.

Das Glossar in diesem Buch und die allgemeinen Hinweise dienen dazu, Sie mit den Zutaten vertraut zu machen, die vielleicht nicht zu Ihrem gewohnten Kochrepertoire gehören.
   Wir haben versucht, die meisten Getreide- und Hülsenfruchtsorten, die im Rezeptteil vorkommen, in das Glossar aufzunehmen, und geben auch Informationen über seltenere Gemüsesorten, Weinessigarten, Verdikkungsmittel und Sojaprodukte. Die Liste erhebt natürlich keinen Anspruch auf Vollständigkeit.
   Die meisten dieser Zutaten sind relativ leicht zu finden. Viele kann man in jedem Supermarkt kaufen, andere in Naturkostläden, Spezialitätengeschäften und auf Wochenmärkten. Viele der aufgelisteten Nahrungsmittel werden Ihnen vertraut sein, andere neu und unbekannt. Sie müssen nicht unbedingt jedes neue Element ausprobieren, um der Diät zur Rückbildung oder zur Vorbeugung von Herzkrankheit zu folgen, aber vielleicht macht es Ihnen Spaß, mit einigen neuen Dingen zu experimentieren.

# Glossar der Zutaten

## *Getreide*

Wenn Sie Leute fragen, wie sie die typisch amerikanische Ernährungsweise charakterisieren würden, ist die Antwort häufig »Fleisch und Kartoffeln«. Den meisten Menschen ist kaum bewußt, welche herausragende Rolle Getreide in unserer Ernährung spielt. Völlig übersehen wird die Tatsache, daß ein Fünftel unserer Nahrung aus Weizen besteht in Form von Brot, Brötchen, Kuchen, Keksen und anderem Gebäck. Es ist verständlich, daß man diese Weizenprodukte nicht mehr mit dem eigentlichen Getreide assoziiert, weil sie nicht so aussehen und weil das Getreide in dieser Form seinen geringsten Nährwert hat. Außerdem sind sie gewöhnlich mit einfachen Zuckern und Fetten überladen.

Getreidearten (Weizen, Mais, Reis, Hafer, Hirse, Roggen, Gerste) sind Graspflanzen, deren Samenkörner gegessen werden. Die Nährstoffe, die ein Getreidekorn enthält, sind nicht gleichmäßig verteilt. Jedes Getreidekorn besteht aus einem Samen oder Keim, dem Nährgewebe für diesen Keim (Endosperm) und einer schützenden äußeren Hülle (Kleie). In unserem Jahrhundert legte man beim Mahlen und Raffinieren des Getreides Wert darauf, den Keim und die Kleiehülle zu entfernen, um die Garzeit zu verkürzen und um die Körner zu Mehl zu verarbeiten. Keim und Kleie enthalten achtundzwanzig Prozent der Proteine des Getreides, seine gesamten Faser- (Ballast-) Stoffe und den größten Teil der B-Vitamine. Insbesondere die Keimschicht enthält Fette, die für unsere Ernährung und unsere Gesundheit von essentieller Bedeutung sind. Oft geht der Prozeß des Raffinierens mit dem Bleichen des Mehls einher; dadurch gehen noch mehr Vitamine verloren. Manche

Brotsorten werden nachträglich mit einigen der B-Vitamine, die im Prozeß des Raffinierens verlorengegangen sind, »angereichert«, aber dieses Brot hat immer noch zu wenig Protein und Ballaststoffe.
In letzter Zeit hat die amerikanische Bevölkerung begonnen, auf Weißbrot zu verzichten, zugunsten von Vollkornbrot, das mehr Ballaststoffe und wichtige Nährstoffe enthält. Auch der Wert anderer Getreidesorten sollte stärker beachtet werden.
Das folgende Glossar gibt durchaus keine vollständige Aufzählung der existierenden Getreidesorten wieder. Manche der erwähnten Körner sind nicht einmal wirklich Getreide (Amaranth, Buchweizen, Quinoa, Wildreis), sondern Samen anderer Pflanzen, die in der Küche wie Getreide benutzt werden. Wir führen hier nur die Sorten auf, die in den Rezepten Verwendung finden. Machen Sie sich ein Vergnügen daraus, mit diesen und anderen Körnersorten, die Sie in Naturkostläden finden, zu experimentieren. Wir hoffen, daß Sie an »Vollwert«-Produkten, die mehr Ballaststoffe, Protein, B-Vitamine und essentielle Fettsäuren enthalten als die raffinierten Varianten, Geschmack finden werden.
Bewahren Sie Getreide in fest geschlossenen Gläsern an einem kühlen, dunklen Ort auf.

**Amaranth**
ist nicht wirklich ein Getreide, kann aber als ein solches verwendet werden. Es ist ein komplettes Protein und enthält mehr Eisen und Ballaststoffe als Weizen (das in unseren Gesellschaften am häufigsten verzehrte Getreide). Amaranth ist in Form von Flocken oder Granulat fast überall im Handel. Sie können den Grieß wie jedes andere Getreide verwenden, in Pilafs, Eintöpfen und Suppen. Amaranthmehl wird auch zum Backen und zur Herstellung von Nudeln verwendet.

**Arborio-Reis**
ist ein polierter, weißer Rundkornreis, der in Norditalien angebaut wird. Er hat »Biß«, eine herzhafte Konsistenz und einen köstlichen Eigengeschmack. Aborio-Reis wird traditionell für Risotto verwendet und kann auch für Salate und Pilafs benutzt werden.

**Brauner Reis**
ist der volle, unpolierte Reis, nussig und herzhaft im Geschmack. Es gibt ihn als Langkorn- und als Rundkornreis in Naturkostläden und mittlerweile auch in den meisten Supermärkten. Er hat eine längere Garzeit als der weiße Reis, aber es lohnt sich, diese zusätzliche Zeit einzuplanen. Brauner Reis ist reich an B-Vitaminen, essentiellen Fettsäuren, komplexen Kohlenhydraten und Ballaststoffen. In Kombination mit Trockenbohnen ist brauner Reis ein hochwertiges Protein.

**Buchweizen**
ist eigentlich der pyramidenförmige Samen eines Knöterichgewächses. Sein Geschmack ist intensiv und erdig. Buchweizen wird wie Getreide benutzt, in Müslis, Pilafs, Salaten. In Form von Mehl wird er auch zum Backen, für Pfannkuchen und zur Nudelherstellung verwendet.

**Bulgur**
hat, wie vorgekochter und getrockneter Weizengrieß, einen nussigen Geschmack und eine flockige Konsistenz und ähnelt dem braunen Reis in bezug auf den Nährwert. Die feineren Sorten werden traditionell für Taboulet benutzt, die gröberen Sorten für Pilafs und Salate. Um einem Chiligericht mehr Konsistenz zu geben, können Sie ein wenig gekochten Bulgur einrühren.

**Couscous**
ist ein vorgekochter Weizengrieß aus Durum-Weizen, von dem die Keim- und Kleieschicht entfernt wurde; es handelt sich also um ein raffiniertes Weizenprodukt. Gekocht hat Couscous eine sehr lockere, leichte Qualität und eine seidige Konsistenz. Zusammen mit einem pikanten Gemüse- und Bohneneintopf schmeckt Couscous hervorragend, und außerdem eignet es sich gut als Frühstücksgericht. Man findet Couscous in Naturkostläden und in den Spezialitätenabteilungen vieler Supermärkte.

**Gerste**
ist ein herzhaftes Getreide mit nussigem Geschmack und »Biß«. Gerste ähnelt im Aussehen ein wenig dem Rundkornreis; sie quillt beim Kochen auf. Besonders gut eignet sie sich für Suppen.

**Hafer**
und Haferprodukte sind ihrer cholesterinsenkenden Wirkung wegen für viele Menschen zunehmend interessant geworden. Haferkleie enthält die größten Mengen Ballaststoffe, die sich günstig auf den Fettstoffwechsel auswirken; man kann sie in Form von Frühstücksflocken verwenden, in Müslis einmischen oder dem Teig von Backwaren zusetzen. In ähnlicher Weise kann man Vollwert-Haferflocken verwenden.

**Hirse**
ist ein delikates, nussig schmeckendes Getreide, das wie kleine gelbe Perlen aussieht. Die nicht-enthülste Hirse, die als Vogelfutter verkauft wird, ist für den menschlichen Verzehr nicht geeignet. Enthülste Hirse ist in Afrika seit Jahrhunderten ein Grundnahrungsmittel; sie wird in Form von Brei, Suppen und Fladenbroten verarbeitet. Sie können braunen Reis durch Hirse ersetzen, wenn Sie Lust auf Abwechslung haben. Sie ergibt auch ein gutes Frühstücksgericht.

**Mais, Maismehl, Masa Harina und Hominy**
Mais wird gewöhnlich nicht für eine Getreideart gehalten, aber er ist eine. Maiskörner haben nicht die Kleiehülle anderer Getreidekörner, aber in ihrem Nährwert unterscheiden sie sich wenig von anderen Sorten. Mais enthält ein bißchen weniger Protein und Fett.
Wer hätte den wundervollen Geschmack frischer Maiskörner nicht gern? Man kann sie vom Maiskolben abschaben und kochen, den Maiskolben insgesamt kochen und die Körner abnagen, als Suppenbasis kann man die Körner püriert verwenden. Eintöpfen kann man die ganzen, geschroteten oder zu Mehl vermahlenen Körner hinzufügen. Zu Flocken gepreßt sind Maiskörner als Cornflakes bekannt. Maismehl kann als Frühstücksgericht und als Polenta verwendet werden, man kann flache Brötchen (Muffins) und Tortillas daraus herstellen. Die feineren Maismehlsorten werden zur Nudelherstellung benutzt.
Masa Harina ist ein Mehl aus Maiskörnern, die in Limonensaft (Hominy) oder Lauge eingeweicht wurden. Dieser Prozeß erlaubt es, die Keimschicht und die Hülle der Körner leichter zu entfernen, und das Maismehl wird dadurch nahezu weiß gebleicht. Masa Harina wird häufig für Tortillas verwendet.

**Mirin**
ist ein süßer japanischer Kochwein, der aus fermentiertem Reis hergestellt wird.

**Nährhefe**
kann, anders als Backhefe, nicht verwendet werden, um Brotteig zum Quellen zu bringen. Sie hat einen scharf fermentierten, salzartigen Geschmack und wird bestimmten Speisen als Würzmittel zugesetzt.

**Quinoa**
stammt ursprünglich aus Peru; es ist ein traditionelles Grundnahrungsmittel der peruanischen Indianer. Anders als andere Getreidearten enthält es angeblich alle essentiellen Aminosäuren. Sein hoher Proteingehalt kann also vom Körper leicht aufgenommen und zum Aufbau von Muskelgewebe und zur Regeneration von Hautgewebe verwendet werden. Quinoa enthält etwas mehr Fett – und hat daher mehr Kalorien – als die meisten anderen Getreidearten.

**Seitan**
ist ein festes, konsistentes Produkt, gewöhnlich auf Weizenbasis, das seiner Vielseitigkeit wegen oft als Fleisch- oder Geflügelersatz verwendet wird. Im wesentlichen besteht es aus Weizenmehl, das geknetet wurde, um die Glutenfasern zu entwickeln, und aus dem die Kleie und die Stärke herausgeschwemmt wurden. Der so entstandene glutenreiche Teig ist sehr proteinreich, hat aber kaum Eigengeschmack. Er muß in stark gewürzten Saucen gekocht oder geschmort werden, so daß er den Geschmack in sich aufnimmt. Dann kann Seitan in Scheiben geschnitten und in vielfältiger Weise verwendet werden. In vielen asiatischen vegetarischen Restaurants werden Sie Seitan in der Verkleidung von Hühner-, Rind- und Schweinefleisch wiederfinden, süß-sauer zubereitet, mit Mandeln oder mit Gemüse und Glasnudeln. In traditionellen vegetarischen Läden und neuerdings auch in Naturkostläden wird Seitan in Gläsern oder Dosen angeboten, vorgekocht und in Sojasauce, Gemüsebrühe oder Kräutertunke eingelegt.

**So können Sie Ihr eigenes Seitan herstellen:**
Füllen Sie eine Rührschüssel mit $7^1/_2$ Tassen Vollweizenmehl und fügen Sie allmählich unter ständigem Rühren 6 Tassen Wasser hinzu. Kneten Sie den Teig gut

durch und formen Sie ihn zu einer Kugel. Fünf bis zehn Minuten weiterkneten und durchwalken. Nehmen Sie den Teig dann aus der Schüssel und halten Sie ihn unter fließendes Wasser. Ziehen und kneten Sie den Teig unter fließendem Wasser, um die Kleie und die Stärke hinauszuschwemmen. Setzen Sie das etwa zehn Minuten lang fort. Sie werden bemerken, daß der Teig klebriger wird und sich leicht ziehen läßt. Formen Sie den Teig zu einem Laib, wickeln Sie diesen in ein Mulltuch ein und verknoten Sie die Enden, daß der Laib nicht herausrutscht. Legen Sie den so eingehüllten Laib in kochende Gemüse- oder Pilzbrühe und lassen Sie ihn eine Stunde lang auf kleiner Flamme kochen. Die Seitanmasse muß während des Kochens immer von der Brühe bedeckt sein. Der Laib (der etwa 1$^{1}$/$_{2}$ bis 2 Pfund schwer sein wird) kann dann in Scheiben oder Würfel geschnitten und weiterverwendet werden.

**Soba-Nudeln**
sind getrocknete Buchweizennudeln aus Japan; sie sind in vielen asiatischen Supermärkten und Naturkostläden erhältlich. Traditionell werden sie in Suppen verwendet, aber man kann sie auch wie jede andere Pasta kochen und anrichten. Soba-Nudeln ergeben ein gutes, leichtes Mittagessen, wenn man sie kocht und in eine Gemüsebrühe hineingibt, in der einige Ingwerscheibchen, feingeschnittene Frühlingszwiebeln, Tofu und Bok Choy (Chinakohl) oder Blattspinat fünf bis zehn Minuten lang auf kleiner Flamme gegart wurden. Sie können dem Nudelgericht auch noch eine kleine Menge getrocknete Meeresalgen (Nori oder Hijiki) hinzufügen, die sie kurz mitkochen lassen.

**Vollweizen**
(das heißt, die ganzen Weizenkörner) ist sehr hart und hat, wenn er gekocht ist, herzhaften Biß und einen angenehm süßlichen Geschmack. Gekochter Vollwei-

zen sieht aus wie brauner Reis. Man kann Vollweizen keimen lassen, schroten, mit anderem Getreide mischen oder gekocht essen, so wie er ist.

**Weizenschrot**
unterscheidet sich von Bulgur nur dadurch, daß er nicht vorgekocht ist. Er ist phantastisch als Müsli und eignet sich gut zum Brotbacken.

Weizen- (Roggen-, Gerste- und Triticale-) Flocken ähneln Haferflocken, sind aber etwas härter in der Konsistenz. Triticale ist ein Hybrid-Getreide, eine Kreuzung aus Weizen und Roggen. Die Getreideflocken werden hergestellt, indem das ganze Korn unter starkem Druck gepreßt wird. Mischen Sie diese Flocken mit Haferflocken und anderen Zutaten als Müslis.

**Wildreis**
ist eigentlich kein Getreide, sondern der Samen einer Wassergraspflanze aus dem Norden der Vereinigten Staaten. Manchmal wird die Kleieschicht gelockert, aber Wildreis wird nie raffiniert. Er hat von Natur aus einen höheren Protein-, Eisen-, Ballaststoffe- und B-Vitamin-Gehalt als brauner Reis. Sein Gesamtfettgehalt ist außerdem sehr niedrig – sehr viel niedriger als bei braunem Reis. Wildreis wird nicht in großen Mengen angebaut und ist sehr teuer; daher nutzt man ihn eher für besondere Gelegenheiten, sparsam und mit anderem Reis oder Getreide gemischt. Die einzelnen Wildreiskörner sind lang und dunkelbraun bis schwarz, haben »Biß« und einen erdig-nussigen Geschmack. Auch in Salaten und Füllungen macht gekochter Wildreis sich sehr gut.

## *Hülsenfrüchte*

Trockenbohnen und -erbsen werden von den meisten Menschen als Grundnahrungsmittel unterbewertet. Im Vergleich mit Hackfleisch oder Schabefleisch haben getrocknete Kidneybohnen in gleicher Menge zum Beispiel einen sehr viel höheren Gehalt an Protein und anderen Nährstoffen, abgesehen von einigen B-Vitaminen. Denken Sie daran, daß man Hülsenfrüchte am besten zusammen mit Getreide ißt, um in den Genuß eines vollständigen, hochwertigen Proteins zu kommen. Außerdem sind Hülsenfrüchte bei der Senkung des LDL (»schlechtes Cholesterin«) im Blutserum sehr wirkungsvoll.

Man kann Bohnen sehr vielseitig verwenden, nicht nur als Basis für Suppen und Eintöpfe oder als farbiges Element in Salaten. Man kann Sie pürieren und Dips daraus machen, Brotaufstriche und Füllungen für Pastas. Bohnenpüree mit verschiedenen Gemüsen vermischt ergibt auch gute Füllungen für Mais-Tacos und Mehl-Tortillas (Enchiladas und Burritos).

Bewahren Sie Trockenbohnen und andere getrocknete Hülsenfrüchte in festverschlossenen Gläsern an einem kühlen, dunklen Ort auf. Gekochte Hülsenfrüchte lassen sich gut einfrieren und mehrere Monate lang tiefgekühlt aufbewahren.

**Augenbohne**
Mittelgroße, ovale, cremeweiße Bohne mit einem schwarzen Fleck auf einer Seite. Augenbohnen haben einen köstlichen Geschmack.

**Gelbe Erbse**
Sehr populär in der griechischen und indischen Küche. Ihr Geschmack ist subtiler und ihre Konsistenz angenehmer als die der grünen Erbse.

**Grüne (Mark-) Erbse**
Erdig im Geschmack und mehlig in der Konsistenz. Die traditionelle Erbsensuppe, die gewöhnlich mit Schweinebauch zubereitet wird, ist auch in ihrer fleischlosen Variante herzhaft und köstlich.

**Kichererbse**
Große, runde, beigefarbene Hülsenfrucht mit unverkennbarem nussigem Eigengeschmack. Hervorragend in Salaten, Suppen und püriert als Brotaufstrich.

**Linse**
Kleine Hülsenfrucht, die in vielen verschiedenen Formen und Farben auftritt, mit köstlichem Eigengeschmack. Für Suppen und Salate sind Linsen hervorragend geeignet; mit Tomaten kombiniert ergeben sie eine leckere Pasta-Sauce (s. S. 171). Die vielen Varianten haben unterschiedliche Geschmacksnuancen, Konsistenzen und Garzeiten. Die grünen und braunen Sorten müssen länger kochen als die roten. Französische Linsen sind winzige grüne Linsen, die in den Spezialitätenabteilungen der Supermärkte und in Naturkostläden erhältlich sind.

**Mung-Bohne**
Kleine, runde, olivfarbene Bohne. Die meisten Menschen kennen sie nur in Form von Bohnensprossen, die besonders in der chinesischen Küche sehr viel verwendet werden. Man kann aber auch die ganze gekochte Bohne essen. Aus der Stärke von Mung-Bohnen werden Glasnudeln hergestellt. Glasnudeln haben wenig Eigengeschmack, sind aber eine hervorragende Zutat zu Suppen und Salaten.

**Pinto-Bohne (Borlotti-Bohne)**
Mittelgroße, hellbraune, gesprenkelte Bohne. Pinto-Bohnen gehören zum Standardrepertoire der mexikanischen Küche, Borlotti-Bohnen werden in der italieni-

schen Küche viel verwendet. Ihre Konsistenz ist üppig und saftig, ihr Eigengeschmack weniger ausgeprägt als der von Kidney-Bohnen oder schwarzen Bohnen.

**Rote Kidney-Bohne**
Mittelgroße, dunkelrote, nierenförmige Bohne; gut in Salaten, Eintöpfen, Chilis und Suppen.

**Schwarze Bohne**
Mittelgroß, schwarz, vollmundig im Geschmack; hervorragend für Tacos, Suppen und Salate.

**Weiße Bohne**
Es gibt große und kleine Sorten; subtil und elegant im Geschmack, phantastisch in Suppen, Salaten und mit Pasta.

## *Sojabohne und Sojaprodukte*

Die Sojabohne bietet einen sehr attraktiven Beitrag zu Ihrer Ernährung, da sie mehr Protein enthält als jede andere pflanzliche Quelle. Die ganze Sojabohne ist nicht besonders wohlschmeckend und hat im Vergleich mit anderen Bohnen einen verhältnismäßig hohen Fettgehalt. Verglichen mit anderen, ähnlich proteinhaltigen Nahrungsmitteln (Fleisch, Fisch und Geflügel) ist der Fettgehalt der meisten Sojaprodukte allerdings sehr gering. Das Hauptproblem bei Sojabohnen liegt darin, daß sie sehr schwer verdaulich sind und bei den meisten Menschen erhebliche Blähungen hervorrufen. Aus diesen Gründen wird der Verzehr ganzer Sojabohnen und geschroteter oder zu Flocken gepreßter Sojabohnen hier *nicht* empfohlen.

Es gibt andere Wege, von der Sojabohne zu profitieren, in Form von Produkten, die leichter verdaulich sind.

**Sojamehl**
wird Getreidemehl manchmal hinzugefügt, um seinen Proteingehalt zu erhöhen. Es enthält keine Gluten; ohne den Zusatz eines glutenhaltigen Mehls quillt Hefeteig aus Sojamehl also nicht auf. Wählen Sie die entfetteten Sorten aus.

**Sojamilch**
wird aus gemahlenen, eingeweichten und ausgepreßten Sojabohnen hergestellt. Sie wird häufig als Flaschennahrung für Säuglinge benutzt, die gegen Kuhmilch allergisch sind. Sojamilch hat einen viel höheren Fettgehalt und einen geringeren Vitamin $B_{12}$- und Kalziumgehalt als Magermilch.

**Sojakäse**
ist für Menschen mit koronaren Herzerkrankungen *nicht* empfehlenswert; wir nennen ihn hier lediglich informationshalber. Dieser nicht auf Milch basierende Käse, der aus Sojabohnen, Milchproteinen und verschiedenen Ölen hergestellt wird, findet sich häufig in den Kühlregalen von Reformhäusern und Naturkostläden. Er hat eine »schmelzende« Qualität. Es gibt eine kontroverse Diskussion darüber, ob die Milchproteine des Sojakäses (insbesondere das Kasein) den Aufbau von Ablagerungen in den Arterien fördern. Eine Scheibe Sojakäse enthält etwa genausoviel Fett wie eine Scheibe der bekannten handelsüblichen Schnittkäsesorten.

**Sojaprotein**
Isoliertes Sojaprotein in texturierter Form; es wird häufig als Fleisch- oder Wurstersatz (Sojawürstchen) verwendet. Reformhäuser und Naturkostläden bieten diese Produkte an, die Suppen, Saucen und Eintöpfen hinzugefügt, gebraten oder gegrillt werden können und, wenn sie richtig zubereitet werden, den Ge-

schmack von Hackfleisch entfalten. Die Produkte variieren stark, was ihren Natriumgehalt angeht, und manche enthalten Öle als Zusatz. Lesen Sie die Informationen auf der Verpackung sorgfältig durch, bevor Sie sich zum Kauf solcher Sojaprodukte entschließen.

### Sojasauce, Tamari und Miso
Alle diese Produkte werden aus fermentierten Sojabohnen, Weizen und beträchtlichen Mengen Salz hergestellt. Sojasauce enthält einen kleinen Zusatz von Alkohol und Maissirup. Miso enthält manchmal Getreidezusätze. Ein Eßlöffel Sojasauce ist fast das Äquivalent eines halben Teelöffels Salz. Denken Sie daran, wenn Sie Sojasauce benutzen! Die Aufschrift »salzarm« auf manchen Varianten von Sojasauce und Tamari ist irreführend, denn auch diese Sorten haben nicht weniger als 75 Prozent des ursprünglichen Salzgehalts. Misopaste enthält nur etwa halb soviel Salz wie reguläre Sojasauce in entsprechender Menge; es gibt sogar salzärmere Sorten, wie die helle, süße Misopaste. Muen ist eine salzfreie Variante.

### Tempeh
ist ein festes, konsistentes Sojaprodukt aus teilweise pürierten, fermentierten Sojabohnen. Im Prozeß der Fermentierung entsteht Vitamin $B_{12}$, das teilweise vom Körper aufgenommen wird, wenn man dieses pflanzliche Produkt verzehrt. Tempeh hat einen unverkennbaren Eigengeschmack; gewöhnlich wird es mariniert oder in Saucen gekocht. Da es sehr fest ist, läßt es sich gut als Fleischersatz verwenden, zum Beispiel mit Salat, Tomaten, Zwiebeln und Senf oder Ketchup als »Hamburger«.

### Tofu
(oder Bohnenquark) ist das reinste Wundernahrungsmittel. Es ist sehr leicht verdaulich, sehr reich an Protein, arm an Fett und Kalorien, preiswert und extrem

vielseitig. In sich ist Tofu fad und von schwammiger Konsistenz. Aber wie ein Schwamm saugt er auch den Geschmack von Flüssigkeiten und Substanzen auf, mit denen man ihn vermischt. Die meisten Sorten (abgesehen von dem sehr weichen Seidentofu) werden beim Garen etwas fester. Tofu kann mit Kräutern versetzt, püriert, in warme oder kalte Saucen eingerührt und als Quiche gebacken werden. Man kann ihn in Brotaufstrichen, Gemüse-Dips, als Pizza-Auflage, zum Überbacken (als Ersatz für Käse) verwenden. Im Unterschied zu Käse schmilzt er allerdings nicht. Auch in pfannengerührten Gerichten macht gewürfelter Tofu sich gut.

Tofu gibt es heute fast überall, in jedem Fall aber in Reformhäusern, asiatischen Supermärkten und Naturkostläden. Er kommt grundsätzlich in Wasser verpackt in den Handel, meistens in Plastikbehältern eingeschweißt. Sorgen Sie auch zu Haus dafür, daß Sie Tofu immer von Wasser bedeckt aufbewahren, sonst trocknet er aus.

## Würzzutaten und andere Hilfsmittel

**Agar-Agar**
ist ein Algenprodukt, das man wie Gelatine verwenden kann, für Desserts und Speisen in Aspik. Man kann es auch zum Andicken von Saucen benutzen. Agar-Agar wird in Stangen, Flocken, Blättern und als Granulat verkauft. Weichen Sie die Flocken oder zerkleinerten Blätter in ¼ Tasse kalter Flüssigkeit ein und warten Sie einige Minuten, bis die Substanz weich ist. Fügen Sie dann eine ¾ Tasse heißer Flüssigkeit (Sauce oder Gemüsebrühe, beziehungsweise Fruchtsaft für Desserts) hinzu, um das Agar-Agar aufzulösen. Nehmen Sie pro Tasse Kochflüssigkeit einen Teelöffel Agar-Agar.

**Balsamessig (Aceto Balsamico)**
ist ein verhältnismäßig dickflüssiger, leicht süßlicher italienischer Essig von sehr intensivem Geschmack. Benutzen Sie ihn sparsamer als regulären Rotweinessig. Bewahren Sie ihn an einem kühlen, dunklen Ort auf.

**Dijonsenf**
ist ein starker, französischer Senf, ein absolutes Muß für jede gute Vinaigrette. Nach Anbruch im Kühlschrank aufbewahren. Meiden Sie Sorten, die mit Ölen oder, nach englischer Manier, mit Ei versetzt sind.

**Essig (aus Rot- und Weißwein und aus Cidre)**
ist ein wichtiges Würzmittel in der fettarmen Küche. Es sind sehr viele gute Sorten im Handel, aber Sie sollten auch in Erwägung ziehen, Ihren eigenen Essig herzustellen. Es ist einfach: Nehmen Sie eine halbvolle Flasche anständigen Rotwein, bedecken Sie die Flaschenöffnung lose mit einem Tuch oder einem Stückchen Mull und warten Sie, bis in dem Wein eine trübe Wolke erscheint. (Sie können auch trübgewordenen Essig verwenden.) Diese Trübung nennen die Franzosen eine Mère (Mutter); sie erzeugt weiteren Essig, wenn man mehr Wein zusetzt. Kosten Sie den Essig, bevor Sie ihn benutzen, denn hausgemachter Essig ist manchmal sehr stark. Vielleicht müssen Sie davon weniger verwenden, als in unseren Rezepten angegeben ist. Bewahren Sie den Essig an einem kühlen, dunklen Ort auf.

**Hijiki**
ist eine der vielen Meeresalgen (wie Kombu, Nori, Dulse und Wakame), die traditionell in der japanischen Küche verwendet werden. Der Geschmack ist intensiv salzig. Hijiki wird in getrockneter Form in Päckchen verkauft. Vor dem Gebrauch zehn bis zwanzig Minuten in heißem Wasser einweichen.

**Kapern**
sind die großen, runden, grünen Samen der Kapernpflanze, die in aller Regel in eine Essig-Salz-Lake eingelegt auf den Markt kommen. Sie geben Speisen eine pikante Note. Für Salate, Pasta-Gerichte und Gemüsegerichte sollten Sie Kapern immer zur Hand haben. Gut abspülen, bevor sie in die Sauce kommen, denn die Konservierungsflüssigkeit ist sehr salzig. Bewahren Sie angebrochene Kaperngläschen im Kühlschrank auf.

**Knoblauch**
gibt es in zwei Varianten, mit weißer und mit rosa Haut. Die weißhäutigen Knollen haben einen intensiveren, die rosahäutigen einen subtileren und etwas süßlicheren Geschmack. Wählen Sie pralle Knoblauchknollen mit großen Zehen aus. Riesen- oder »Elefanten«-Knoblauch hat enorm große Knollen, die manchmal nur einige Zehen enthalten. Der Geschmack dieser großen Sorte ist milder und geht ein wenig in die nussige Richtung. Neuer, frischer Knoblauch, der im Frühjahr in Frankreich, Spanien und Italien geerntet wird, hat einen grünen Stiel, wie Zwiebeln, und eine weiche, dicke Haut. Er läßt sich leicht mit den Fingern pellen und ist eine große Delikatesse, wundervoll saftig, zart und köstlich im Geschmack. Wenn Sie Schwierigkeiten haben, Knoblauch zu verdauen, kann es helfen, die Zehe der Länge nach zu zerteilen und den inneren grünen Kern zu entfernen.

Gekocht oder geschmort wird Knoblauch sehr mild; lassen Sie sich von Rezepten wie der Kräuter-Knoblauch-Suppe (S. 190) oder der Kichererbsen-Knoblauch-Suppe (S. 195) also nicht abschrecken. Bewahren Sie Knoblauch an einem kühlen, dunklen Ort auf.

**Korinthen**
sind winzige Rosinen, ursprünglich aus Korinth (daher der Name). Sie geben Desserts eine intensive Süße und sind auch vorzüglich für Salate und Getreidegerichte.

In einem festverschlossenen Glas an einem kühlen, dunklen Ort oder im Kühlschrank aufbewahren.

**Limonen und Zitronen**
haben es verdient, als Würzzutat aufgeführt zu werden, denn in der fettarmen Küche wird der frische Saft dieser Früchte sehr häufig verwendet, um Speisen Aroma zu geben. Viele vorzügliche Salate werden nur mit Kräutern und Limonen- oder Zitronensaft angemacht. Bewahren Sie die Früchte nur dann in einer Obstschale auf, wenn Sie sie innerhalb weniger Tage verbrauchen, sonst im Kühlschrank.

**Orangenblütenwasser**
ist ein Extrakt aus den Blüten des Bitterorangenbaums; es wird in vielen marokkanischen und provencalischen Gerichten als Aroma verwendet. Es hat einen süßen Duft und einen leicht bitteren Geschmack. Sie finden Orangenblütenwasser in den Spezialitätenabteilungen guter Supermärkte und manchmal in Apotheken.

**Orangenschale**
von unbehandelten Orangen in kleinen Streifen (ohne die bitter schmeckende innere weiße Schicht) gibt manchen Suppen und Gemüsegerichten ein verlockendes Aroma.

**Pfeilwurzelmehl**
ist ein Verdickungsmittel, ähnlich wie Maisstärke. In manchen unserer Rezepte wird es für Saucen verwendet. Stellen Sie es zu den Gewürzen.

**Salzersatz**
Das Natrium in Tafelsalz ist für viele Menschen, die unter Hypertonie leiden, bedenklich. Die meisten kommerziellen Salzersatzprodukte enthalten allerdings Kaliumchlorid, das einen bitteren Geschmack hat; da-

her haben viele Leute Schwierigkeiten damit. Sie könnten statt dessen versuchen, eine der vielen Kräutersalzmischungen zu verwenden, die im Handel angeboten werden, Ihr eigenes Kräutersalz herzustellen oder mit Essig und Weinessig zu würzen. Der einfachste Weg ist natürlich, Ihren Salzkonsum einzuschränken. Geben Sie Ihrem Gaumen Zeit, sich an salzarme oder salzfreie Kost zu gewöhnen, und entdecken Sie den natürlichen Eigengeschmack von Früchten, Gemüse und Getreidearten. Salzersatzprodukte, die Kaliumchlorid enthalten, sind für Menschen mit Nierenerkrankungen problematisch.

**Tomatillos**
sind eine grüne mexikanische Tomatensorte, die eine papierartige Haut hat. Diese Haut muß man entfernen, bevor man die Tomatillos verzehrt, roh, zerkleinert oder püriert in Saucen (Salsa) oder gekocht. Viele Leute finden, daß sie gekocht am besten schmecken. In Saucen oder Suppen sind Tomatillos exzellent.

**Ungesüßte Fruchtkonfitüren und -Brotaufstriche**
findet man mittlerweile in den meisten Naturkostläden und in vielen Supermärkten. Ungesüßte Apfel- und Aprikosenkonfitüre werden am häufigsten angeboten. Sehr gut auf Toast, zum Frühstück. Bewahren Sie die angebrochenen Gläser im Kühlschrank auf.

## *Kräuter*

Bewahren Sie getrocknete Kräuter in festverschlossenen Gläsern an einem dunklen, kühlen Ort auf. Frische Kräuter können Sie einige Tage lang im Kühlschrank aufbewahren, indem Sie die Stiele unten einige Millimeter abschneiden und in eine doppelte Lage gut befeuchteten Küchenkrepp einwickeln; um den feuchten Küchenkrepp wird Alufolie gewickelt, und der Blätterteil des Kräuterbündels wird durch Frischhaltefolie oder ein Plastiktütchen geschützt, das man unten mit einem Gummiband verschließt.

**Basilikum**
ist in Frankreich als das »königliche Kraut« bekannt; es paßt hervorragend zu Tomaten. Der Geschmack frischen Basilikums ist süß, pikant und ein wenig pfeffrig. Getrocknetes Basilikum hat mit dem frischen kaum noch etwas gemein und ist in aller Regel kein angemessener Ersatz (außer in bestimmten Suppen und Saucen). Wenn Sie getrocknetes Basilikum verwenden, fügen Sie es den Speisen erst in den letzten Minuten vor dem Servieren hinzu; wenn es länger als fünfzehn Minuten kocht, verliert es fast jeden Geschmack.

**Dill**
paßt mit seinen fedrigen, dünnen, grünen Blättchen und seinem spezifischen Eigengeschmack sehr gut zu Gurken, Kartoffeln und Joghurt. Wie Basilikum, Kerbel und Koriander verliert Dill seinen Geschmack, wenn er getrocknet wird. Dill sieht ähnlich aus wie wilder Fenchel, aber sein Geschmack ist völlig anders.

**Estragon**
ist ein Kraut mit eigenwilligem, elegantem Geschmack, anisartig, mit einer leichten Schärfe. Die Pflanze ist hochstielig und hat lange, dünne, zarte Blätter. Ein oder zwei Eßlöffel frischgehackten Estragons machen aus einer Suppe oder einem Salat ein wirklich raffiniertes Gericht. Getrockneter Estragon hat die Würze, aber nicht die Schärfe und den Pfiff der frischen Pflanze.

**Kerbel**
hat zarte Stengel mit hellgrünen, fedrigen Blättchen; die Pflanze hat eine gewisse Ähnlichkeit mit glatter Petersilie, ist aber heller und farnartiger. Kerbel schmeckt köstlich, leicht anisartig, und ist hervorragend in Salaten.

**Korianderblätter**
haben einen sehr intensiven, eigenwilligen pikanten Geschmack; die mexikanische, indische, indonesische, orientalische, chinesische und nordafrikanische Küche – sie alle verwenden dieses Würzkraut mit Vorliebe. Die Samen, aus denen es wächst, ebenfalls ein bekanntes Gewürz, schmecken völlig anders (s. unter »Gewürze«). Frischer Koriander ähnelt im Aussehen glatter Petersilie, ist aber heller, und die Blätter sind zarter.

**Lorbeerblätter**
werden traditionell zum Würzen von Suppen, Eintöpfen, Bohnen- und Gemüsegerichten verwendet. Frische Lorbeerblätter sind dunkelgrün, glänzend und geschmeidig, ihr Geschmack ist erdig und leicht moschusartig. Mit den getrockneten Lorbeerblättern, die wir in unseren Supermärkten kaufen können, haben sie wenig gemein. Wenn Sie frische Lorbeerzweige entdecken, greifen Sie sofort zu, aber auch die getrockneten Blätter enthalten noch eine Menge Wohlgeschmack.

**Majoran und Oregano**
gehören derselben Pflanzenfamilie an; Oregano wächst wild. In der griechischen und der italienischen Küche sind Majoran und Oregano sehr häufig verwendete Kräuter. Sie sind intensiv würzig und machen sich sehr gut in Suppen und Salaten. Oregano ist rustikaler und kräftiger als Majoran, mit etwas pfeffrigem Duft, und

wird häufiger verwendet. Majoran ist minzartiger und im Geschmack ein wenig wie Thymian.

**Minze**
kommt in vielen unterschiedlichen Sorten vor. Viele Salate und Suppen bekommen durch Minze eine wundervolle, frische Würze (zu Gurken und frischen Erbsen paßt Minze besonders gut). Sie ist ein phantastisches Würzkraut für Obstdesserts. Einige frische Minzblätter verwandeln eine Schale Pfirsiche, Erdbeeren oder Melone von einer schlichten Nachspeise in ein unvergeßliches Dessert.

**Petersilie**
wird sehr häufig verwendet, in allen möglichen Speisen. Die glatte Petersilie hat einen intensiveren, eigenwilligeren Geschmack als die krause Petersilie.

**Rosmarin**
verleiht Gemüsegerichten, Salaten, Brot und Suppen einen würzigen Wohlgeschmack. Getrockneter Rosmarin hat einen weniger strengen, scharfen Geschmack und ist manchmal vorzuziehen.

**Salbei**
hat graugrüne, pelzige Blätter, die einen erstaunlich intensiven, erdigen, leicht bitteren Geschmack entfalten. Salbei paßt wunderbar zu Bohnen, Kartoffeln und verschiedenen Gemüsen. Getrockneter, gerebelter Salbei schmeckt intensiver und bitterer und sollte in Rezepten, die frischen Salbei verlangen, nicht verwendet werden.

**Schnittlauch**
sieht aus wie eine kleine, grasartige Variante frischer grüner Zwiebeln und schmeckt auch leicht zwiebelartig, süß und frisch. Hervorragend zu Salaten, Suppen, Kartoffelgerichten.

**Thymian**
ist ein wichtiges Würzkraut für viele Suppen, Salate und Gemüsegerichte. Thymian ist wohlschmeckend, würzig, leicht bitter und sehr intensiv. Man braucht nicht viel davon, um ein Gericht zu würzen.

**Wilder Fenchel**
ist ein hochstieliges Kraut mit zarten, fedrigen Blättern, die einen anisartigen Geschmack haben. Zu Salaten und Gemüsegerichten schmeckt wilder Fenchel phantastisch. Er sollte frisch sein, aber in Suppen können Sie die getrockneten Stengel als bouquet garni verwenden.

## *Gewürze*

Bewahren Sie Gewürze in festverschlossenen Gläsern an einem kühlen, dunklen, trockenen Ort auf. Sie verlieren nach etwa sechs Monaten ihre Frische und Schärfe. Es ist besser, Gewürze im Ganzen zu kaufen und sie erst unmittelbar vor dem Gebrauch in einem Mörser zu zerstoßen oder in einer Gewürz- oder Kaffeemühle zu mahlen. Auf diese Weise bleibt ihr Aroma erhalten.

**Anis**
Anissamen haben einen süßlichen, lakritzartigen Geschmack, wie Fenchel, aber stärker. Anis paßt zu einigen Gemüsegerichten, Salaten und Desserts.

**Bockshornklee**
kommt ursprünglich aus Kleinasien und Indien. Die kleinen, harten, dreieckigen Samen dieser Pflanze aus der Bohnenfamilie werden als Gewürz verwendet; ihr Geschmack ist sehr intensiv und leicht bitter. Man nimmt sehr wenig davon; das Gewürz entfaltet einen intensiven Currygeschmack. Die Samen haben be-

kanntermaßen eine verdauungsfördernde Wirkung und werden daher oft in Gemüsegerichten mitgekocht.

### Cardamom
Kleine, schwarze, stark duftende Samenkörner, die in weißen oder grünen Schoten stecken. Die Schoten kann man leicht öffnen und die Samen herauslösen. Cardamom sollte immer in Form von ganzen Schoten gekauft werden, weil es, sobald es gemahlen ist, leicht seinen Duft verliert. Sein Geschmack ist eigenwillig, erdig und intensiv.

### Fenchelsamen
haben einen Lakritzgeschmack, wie Anissamen, und können wie diese verwendet werden.

### Ingwer
hat einen intensiven Duft und eine gewisse Schärfe; ein hervorragendes Gewürz in vielen Suppenbasen, Salaten, Obstdesserts und Gemüsegerichten. In der asiatischen Küche wird sehr viel frischer Ingwer verwendet; getrockneter und gemahlener Ingwer erscheint in vielen Rezepten der mediterranen Küche.

### Koriandersamen
Diese hellbraunen, runden Samenkörner, etwa so groß wie Pfefferkörner, haben einen völlig anderen Geschmack als die frischen Blätter der Pflanze. Der Geschmack ist mild, süßlich und moschusartig, und der Duft erinnert an die Würze der Orangenschale.

### Kümmel
Die schmalen braunen Kümmelsamen haben einen unverkennbaren, eigenwilligen Geschmack, den man mit vertrauten Eintopfgerichten und Roggenbrot jüdischer Tradition assoziiert. Kümmel wird in gemahlener Form in vielen nordafrikanischen Gerichten und in Salaten verwendet.

**Kumin**
Kuminsamen, ganz und gemahlen, werden in der mexikanischen, der orientalischen, der indischen und der nordafrikanischen Küche als eines der Hauptgewürze verwendet. Das Gewürz hat einen intensiven, unverkennbaren Moschusduft und einen nussig-erdigen Geschmack.

**Kurkuma**
(oder Gelbwurzel) stammt aus Indien und ist eines der Hauptbestandteile aller Curry-Mischungen. Es verleiht Speisen eine intensive Gelbfärbung, hat einen angenehmen holzartigen Duft und einen leicht bitteren Geschmack.

**Muskat**
ist der innere Teil der Frucht des Muskatbaums. Das Gewürz hat einen köstlichen Duft und einen süßen, pikanten, nussigen Geschmack. Es ist in Gebäck und manchen süßen Nachspeisen ebenso unentbehrlich wie in Gemüsegerichten (insbesondere Spinat), Saucen und manchen Pastagerichten. Die Muskatnuß sollte immer frisch gerieben werden, weil Muskat gemahlen schnell seinen Duft verliert. Das Gewürz sollte zurückhaltend verwendet werden, weil seine Intensität sonst leicht alle anderen Geschmacksnuancen einer Speise überdeckt.

**Paprika**
ist das Nationalgewürz der ungarischen Küche; es hat aber auch seinen Weg in die spanische, die türkische, die nordafrikanische und die orientalische Küche gefunden. Die leuchtend rote scharfe Paprikaschote wird getrocknet und pulverisiert; das Paprikapulver sollte süß und von milder Schärfe sein. Es muß sehr frisch sein, sonst wird es bitter; wenn die Farbe sich von kräftig rot zu rostbraun verändert hat, ist es verdorben.

Halten Sie nach ungarischem Paprika Ausschau oder nach spanischem. Bewahren Sie das Gewürz im Kühlschrank oder in einem luftdicht abgeschlossenen Behälter auf.

**Piment**
oder Nelkenpfeffer wird grün gepflückt und in der Sonne getrocknet. Die Körner, die etwas größer sind als die Pfefferkörner, erhalten dadurch ihre rostbraune Farbe. Wie bei allen Gewürzen ist es am besten, Pimentpfeffer in ganzen Körnern zu kaufen und diese erst unmittelbar vor dem Gebrauch zu zermahlen.

**Safran**
ist das luxuriöseste und teuerste Gewürz. Es besteht aus den Staubgefäßen der Blüte der Safranpflanze, die zu den Krokusgewächsen gehört. Etwa 250 000 getrocknete Staubgefäße, von Hand aus etwa 75 000 Blüten gesammelt, ergeben ein Pfund Safran – das erklärt die hohen Preise. Gewöhnlich wird das Gewürz grammweise verkauft, in kleinen Briefchen, die die Staubgefäße ganz und getrocknet oder in pulverisierter Form enthalten. Safran färbt die Speisen in einem wundervollen satten Gelb ein und verleiht ihnen ein intensives, würzig-süßes Aroma. Glücklicherweise braucht man nur sehr geringe Mengen; $^{1}/_{4}$ Teelöffel genügt, um 200 bis 250 g Reis zu würzen und zu färben. Sie können den Safran in einer kleinen Menge heißen Wassers verrühren, um eine gleichmäßige Verteilung zu erreichen.

## *Mittel zum Süßen*

**Ahornsirup**
hat einen spezifischen Eigengeschmack und wird zum Süßen ganz bestimmter Spezialgerichte verwendet. Achten Sie darauf, reinen Ahornsirup zu kaufen.

**Apfelkonzentrat**
Sehr stark konzentrierter Apfelsaft, der zum Süßen mancher Speisen verwendet werden kann. Die Rezepte in diesem Buch sehen die Verwendung in unverdünnter Form vor. Gewöhnlich wird nur sehr wenig gebraucht. Natürlich können Sie Wasser hinzugeben, wenn Sie es wünschen.

**Konzentrat aus schwarzen Kirschen**
Hervorragend als Sirup für einige Obstdesserts; Sie finden das Konzentrat in manchen Supermärkten und in Naturkostläden.

**Milde Honigsorten**
Wenn Sie mit Honig süßen, wählen Sie die milden Sorten aus – Kleehonig, Akazienhonig oder Lavendelhonig –, um den Eigengeschmack der Speisen nicht zu überdecken.

# Allgemeine Hinweise, Tips und Zubereitungstechniken für die fettarme Küche

## Obst und Gemüse

**Äpfel und Birnen**
Um sie in Scheiben oder Würfel zu schneiden, vierteln Sie die Früchte; entfernen Sie das Kerngehäuse, und verarbeiten Sie die Stücke weiter.

**Broccoli und Blumenkohl**
Um den Kohl in Röschen zu zerteilen, schneiden Sie ihn in der Mitte durch, entfernen Sie den Stamm, und brechen Sie die Röschen ab. Geschält können Sie den Stamm mitverwenden.

**Kohl**
Um Rotkohl und Weißkohl zu schneiden, vierteln Sie die Kohlköpfe, entfernen Sie den dicken Stamm, und schneiden Sie die Kohlviertel dann mit einem langen, scharfen Messer in dünne Streifen.

**Mais**
Um die Maiskörner vom Kolben zu lösen, stellen Sie den Kolben aufrecht auf einen Teller, und fahren Sie mit einem Messer zwischen den Körnern und dem Kolben entlang. Man kann das vor oder auch nach dem Kochen machen.

**Knoblauch**
Lösen Sie aus der Knoblauchknolle soviel Knoblauchzehen heraus, wie Sie brauchen. Entfernen Sie die Außenhaut, indem Sie die Knoblauchzehe auf ein

Schneidebrett legen und mit dem Boden eines Glases oder der Breitseite eines großen Messers einmal kräftig draufdrücken. Die Knoblauchzehe birst, und die Haut läßt sich leicht entfernen. Drücken Sie die Knoblauchzehe durch eine Knoblauchpresse, oder hacken Sie sie fein, indem Sie die Spitze Ihres Messers mit einer Hand auf dem Schneidebrett festhalten und die Klinge mit der anderen Hand auf und ab bewegen. In manchen Rezepten werden ganze Knoblauchzehen verwendet. Sie finden Hinweise zum Schmoren ganzer Knoblauchzehen in dem Rezept für Pizza Provencal (S. 247).

**Kräuter**
Um Kräuter wie Basilikum und Petersilie fein zu hakken, pflücken Sie die Blätter von den Stengeln ab; legen Sie die Blätter auf ein Schneidebrett, und zerkleinern Sie sie mit schnellen, kräftigen Schlägen mit einem Hackmesser oder einem großen Messer, dessen Spitze Sie (wie oben beim Knoblauch) mit einer Hand festhalten. Während des Hackens verteilen die Blätter sich über das Brett, also schieben Sie sie mit dem Messer immer wieder zusammen. Sie können die abgepflückten Blätter auch in ein Glas mit weiter Öffnung legen und sie darin mit einer Küchenschere zerkleinern. Auch in einem Mixer kann man Kräuter zerkleinern; das geht schnell und ist sehr effektiv. Aber achten Sie darauf, daß Sie den Mixer nur ganz kurz einschalten – sonst haben Sie Kräuterpüree!

**Blattsalat und Spinat**
Blattgemüse zu waschen kann sehr mühsam sein, aber es gibt nichts Schlimmeres, als wenn beim Essen Sand zwischen den Zähnen knirscht. Wenn Sie gleich eine große Menge Blattsalat oder Blattgemüse waschen, müssen Sie sich nicht vor jeder Mahlzeit, bei der Sie solche Gemüse verwenden, damit herumquälen. Lösen Sie die Blätter voneinander, und füllen Sie das Spülbek-

ken oder eine große Schüssel mit viel kaltem Wasser. Einmal mit den Händen durchrühren und dann jedes einzelne Blatt unter fließendem Wasser abspülen; wenn nötig, mit dem Daumen darüberreiben, um alle Erd- und Sandreste zu entfernen. Schütteln Sie den Salat oder das Blattgemüse in einem frischen Küchenhandtuch trocken, oder trocknen Sie die Blätter in einer Salatschleuder (eine der genialsten Erfindungen der modernen Küche!). Bewahren Sie die gewaschenen Blätter auf, indem Sie sie in ein frisches Küchentuch gehüllt in einem Plastikbeutel verstauen und diesen in das Gemüsefach Ihres Kühlschranks legen. So bleibt der Salat erstaunlich lange frisch.

**Pilze**
Wenn die Pilze nicht sandig sind, genügt es, sie mit einem feuchten Tuch abzuwischen und den Stiel unten ein wenig abzuschneiden. Wenn Sand daran haftet, halten Sie die Pilze kurz unter fließendes Wasser, und reiben Sie den Sand mit dem Daumen ab. Trocknen Sie die Pilze mit einem Küchentuch oder Küchenkrepp, und schneiden Sie die Stielenden ab. Wenn das Rezept zerkleinerte Pilze verlangt, in Längsrichtung in dünne Scheiben schneiden.

**Zwiebeln**
Zuerst der Länge nach (d. h. vom Stielende zum Wurzelende) halbieren, dann die Enden abschneiden und die Haut entfernen. Machen Sie das in der Nähe des Spülbeckens, und lassen Sie das kalte Wasser laufen, oder legen Sie die Zwiebeln eine Stunde vor dem Schneiden ins Tiefkühlfach, dann tränen die Augen nicht so sehr. In Würfel schneiden: Legen Sie die Zwiebelhälfte mit der Schnittfläche nach unten auf Ihr Schneidebrett, schneiden Sie Längsstreifen, von beiden Seiten zur Mitte hin, drehen Sie die Zwiebelhälfte, und schneiden Sie Querstreifen; so zerfällt die Zwiebelhälfte in Würfel.

Zwiebelstreifen schneiden Sie wie oben aus der halbierten Zwiebel, in Längsrichtung, Zwiebelringe aus der ganzen (gepellten) Zwiebel, quer zur Wachstumsrichtung der Zwiebelhäute.

**Orangen und Grapefruit**
Schälen Sie die Frucht spiralförmig, und ziehen Sie das weiche, weiße innere Mark mit einem scharfen Messer ab. Es tropft, also halten Sie die Frucht am besten über eine Schale. Wenn Sie die Frucht nicht weiterverarbeiten, sondern sofort essen wollen, ist es einfacher, die ganze Frucht mit einem scharfen Messer zu vierteln und die Schale von den Stücken zu entfernen.

**Paprikaschoten**
In Längsrichtung halbieren, mit dem Messer vorsichtig den Stiel, den Samenstand und die Membranen entfernen. Schneiden Sie die halbierte Paprikaschote in Längsrichtung in Streifen oder in Längs- und Querrichtung in Würfel. Wenn Sie die Paprikaschote in Ringe schneiden wollen, schneiden Sie das Stielende quer ab, entfernen Sie den Samenstand und die Membranen, und fahren Sie fort, in Querrichtung zu schneiden. Wie man Paprika- und Pfefferschoten röstet, erfahren Sie in dem Rezept für Spargel mit gerösteten roten Paprikaschoten (S. 93).

**Tomaten**
Um Tomaten zu häuten, legen Sie sie in eine Schüssel, und gießen Sie sprudelnd kochendes Wasser darüber, bis sie gerade bedeckt sind. Etwa zwanzig Sekunden warten, abgießen, mit kaltem Wasser abschrecken. Nun läßt sich die Haut sehr leicht entfernen. Entsamen: Halbieren Sie die Tomaten in Querrichtung (quer zum Stielende), und drücken Sie die Hälfte über einer Schüssel aus. Machen Sie sich keine Sorgen, die Tomatenhälfe zu zerdrücken, denn Sie werden Sie ohnehin weiterverarbeiten.

Würfeln: Wie bei einer Zwiebel die Hälften erst längs, dann quer in Streifen schneiden.

Sie können hervorragende Tomatensaucen zubereiten, indem Sie die frischen Tomaten im heißen Backofen garen, die Häute entfernen und das gegarte Fruchtfleisch zusammen mit Knoblauch und frischen Kräutern im Mixer oder mit einem Pürierstab pürieren.

**Mehrere Gemüsearten in einem Arbeitsgang zerkleinern**
Lange Gemüse wie Karotten, Gurken und Zucchini kann man (ganz oder der Länge nach halbiert) nebeneinander auf ein Schneidebrett legen und mit einem langen, scharfen Messer in Querrichtung in Stücke schneiden (Vorsicht! nicht in die Finger schneiden!).

## *Zubereitungstips für Gemüse*

**Im Backofen garen**
Kartoffeln, Yams, Zwiebeln, Auberginen, Rote Bete, kleine Kürbisse und Winter-Squash bieten sich geradezu für das Garen im Backofen an. Der langsame Garprozeß setzt die natürlichen Zucker in den Gemüsen frei; sie schmecken besser als in der Mikrowelle gegarte Gemüse.

**Blanchieren**
Man benutzt nur eine geringe Menge Flüssigkeit und läßt die Gemüse im zugedeckten Topf kurz darin kochen. Oft in den Topf schauen, um sicherzugehen, daß die Flüssigkeit nicht verdampft ist.

**In der Mikrowelle garen**
Die Menge des Wassers, das zum Garen benutzt wird, die Garzeit der Gemüse, ihre Menge und die Art, wie sie geschnitten oder zerkleinert sind – all das bestimmt

darüber, wie weich oder gar die Gemüse aus der Mikrowelle kommen. In aller Regel wird man geringe Mengen Wasser verwenden und das Gefäß mit einer luftdurchlässigen, für die Mikrowelle geeigneten Folie bedecken.

Bei frischen Gemüsen sind die Garzeiten in der Mikrowelle sehr unterschiedlich. Logischerweise brauchen Blattgemüse weniger Zeit als die härteren, faserreichen Wurzelgemüse. Auf höchster Stufe brauchen Weiß- oder Rotkohl, Winterendivie, Spinat und Grünkohl zum Beispiel etwa fünf bis sieben Minuten zum Garen, während Wurzelgemüse wie Kartoffeln, Pastinak, gelbe Kohlrüben und Karotten etwa fünfzehn Minuten brauchen. Artischocken sollten in etwa zwölf bis fünfzehn Minuten gar sein.

Auf Tiefkühlgemüse-Packungen sind die Garzeiten für die Mikrowelle meistens angegeben. Da die tiefgekühlten Gemüse meistens vorgekocht sind und nur aufgetaut oder erhitzt werden müssen, brauchen sie weniger Zeit als frische Gemüse.

**»Sautieren« in Flüssigkeit**
Statt Gemüse in Öl zu sautieren, nehmen Sie eine geringe Menge Wasser, Gemüsebrühe oder Wein, und lassen Sie die Gemüse auf großer Hitze kurze Zeit darin kochen, bis sie weich zu werden beginnen. Rühren Sie ständig um, damit die Gemüse nicht am Topfboden anhaften, und fügen Sie, falls nötig, mehr Flüssigkeit hinzu.

**Dampfgaren**
Das Dampfgaren ist für Gemüse ideal, weil Farben, Konsistenzen und viele ihrer wasserlöslichen Vitamine auf diese Weise erhalten bleiben. Legen Sie die Gemüse in einen Dampfeinsatz aus rostfreiem Stahl oder Bambus (auf einen Teller, wenn Ihr Dampfeinsatz groß genug ist), und hängen Sie den Einsatz in einen Topf

ein, der drei bis vier Zentimeter hoch mit kochendem Wasser gefüllt ist. (Der Teller dient dazu, die Gemüseflüssigkeit zu sammeln, die sonst durch die Löcher des Dampfeinsatzes durchtropft. Sie können diese Flüssigkeit als Zusatz zu Saucen, Suppen oder Dressings verwenden.) Bedecken Sie den Topf, wenn Sie den Dampfeinsatz eingehängt haben, und reduzieren Sie die Hitze.

Beim Dampfgaren brauchen Gemüse unterschiedlich lange, bis sie gar sind. Blattgemüse, kleine Squash-Kürbisse und Blumenkohlröschen brauchen etwa fünf bis zehn Minuten; Sie können sie sofort servieren oder kurz mit kaltem Wasser abschrecken, um den Kochprozeß zu unterbrechen, wenn Sie die Gemüse später weiterverarbeiten wollen.

Artischocken und Wurzelgemüse brauchen länger. Karotten, in Stäbchen geschnitten, und geviertelte kleine Rüben brauchen zehn bis fünfzehn Minuten. Große Rüben, in Scheiben geschnitten, werden in etwa zwanzig Minuten gar. Die Garzeit von Roten Beten und Kartoffeln liegt irgendwo zwischen fünfzehn und fünfundvierzig Minuten, je nachdem, wie groß die Gemüseknollen sind. Sie können die Gardauer verringern, indem Sie sie in Stücke schneiden. Artischocken brauchen fünfundvierzig Minuten bis eine Stunde zum Garen.

**Garen von Auberginen**
Die meisten Auberginen-Rezepte sehen vor, die Auberginenstücke zu salzen und sie dann in einer großen Menge Öl zu sautieren. Sie können Auberginen statt dessen im Backofen backen, was eine ähnliche Wirkung hat wie das Dampfgaren. Es zieht nicht nur die überschüssige Flüssigkeit heraus, sondern bringt auch das köstliche Aroma der Auberginen voll zur Geltung.

Heizen Sie den Backofen auf hohe Hitze vor. Halbieren Sie die Aubergine der Länge nach. Stechen Sie die violette Haut mehrmals ein, oder machen Sie in der Mitte zwei kleine Schnitte, die die Haut ritzen, aber nicht ganz durchgehen. Fetten Sie ein Backblech mit einer winzigen Menge Öl, oder nehmen Sie Alufolie, und legen Sie die Auberginenhälften darauf, mit der Schnittfläche nach unten. Lassen Sie das Gemüse zwanzig Minuten lang garen, bis die Haut runzlig zu werden beginnt. Wenn Sie die Auberginen pürieren wollen, lassen Sie sie garen, bis sie völlig weich sind, etwa fünfundvierzig Minuten bis eine Stunde lang. Dann aus dem Backofen nehmen und abkühlen lassen. Das Fruchtfleisch ist jetzt weich und aromatisch. Verarbeiten Sie es weiter, je nach Rezept, sobald es abgekühlt ist.

## *Zubereitungstips für Hülsenfrüchte*

Mit Ausnahme von Linsen und Erbsen müssen getrocknete Hülsenfrüchte mindestens vier Stunden lang, am besten aber über Nacht eingeweicht werden, bevor man sie kocht. Waschen und verlesen Sie die Hülsenfrüchte vorher sorgfältig, um kleine Steinchen und Spreu zu entfernen. Als allgemeine Regel: Nehmen Sie zum Einweichen drei Teile Wasser auf einen Teil Hülsenfrüchte; wenn Ihr Leitungswasser sehr kalkhaltig und »hart« ist, benutzen Sie Mineralwasser ohne Kohlensäure. Gießen Sie das Einweichwasser vor dem Kochen ab, und nehmen Sie frisches Wasser zum Kochen. Um den Geschmack der Hülsenfrüchte zu verfeinern, kochen Sie sie zusammen mit einer gehackten Zwiebel und einigen Knoblauchzehen. Achten Sie darauf, daß im Topf über den Hülsenfrüchten und dem Wasser mindestens noch ein Drittel Platz ist, denn sie quellen beim Kochen sehr stark auf. Bringen Sie die Bohnen mit dem Wasser zum Kochen, reduzieren Sie die Hitze, bedecken Sie den Topf, und lassen Sie das

Gericht auf kleiner Flamme etwa eine Stunde lang weiterkochen (fünfundvierzig Minuten bei Linsen und Markerbsen). Fügen Sie zum Ende der Garzeit nach Geschmack weiteren Knoblauch und frische Kräuter hinzu, und lassen Sie das Gericht bedeckt weiterköcheln, bis die Hülsenfrüchte weich, aber nicht breiig sind.

Wann sollten Sie das Salz hinzufügen? Wenn Sie Salz benutzen, können Sie es zu Beginn des Kochprozesses hinzufügen, aber das wird die Garzeit ein wenig verlängern. Außerdem wird das Abschmecken vor dem Servieren schwieriger, wenn man das Salz schon in diesem Stadium hineingibt. Wenn Sie lernen, Hülsenfrüchte mit Gewürzen und Kräutern zu würzen, werden Sie feststellen, daß Sie nicht so viel Salz brauchen, um das Gericht köstlich und schmackhaft zu machen. Wenn Sie Salz verwenden wollen, ist es am besten, es gegen Ende des Kochprozesses hinzuzufügen, nachdem Sie die anderen Würzzutaten hineingegeben haben.

Wenn Sie beim Einweichen das Einweichwasser mehrmals abgießen und frisches Wasser auffüllen, können Sie die blähende Wirkung von Hülsenfrüchten vermindern. Durch das Wechseln des Wassers werden die verschiedenen Zucker der Bohnen, an die Ihr Körper nicht gewöhnt ist, entfernt. Der Nachteil ist jedoch, daß bei jedem Abgießen ein Teil der Vitamine und Mineralien herausgespült wird, die Hülsenfrüchte zu einer besonders wertvollen Nahrungsquelle machen.

Es gibt andere Tricks, um die Verdauungsprobleme zu bewältigen, die Sie vielleicht mit Hülsenfrüchten haben. Keine dieser Methoden ist wissenschaftlich überprüft, aber sie entstammen der praktischen Erfahrung. Geben Sie eine kräftige Prise Backsoda in das Einweichwasser hinein, oder fügen Sie dem Kochwasser ein Stück getrocknete Kombu-Alge hinzu. Kombu ist eine Meeresalgenart, die getrocknet in Naturkostläden und asiatischen Supermärkten verkauft wird. Eine große Scheibe frischen Ingwers im Kochwasser soll auch helfen.

Wenn trotzdem weiterhin Blähungen auftreten, lassen Sie sich nicht beunruhigen; im Lauf der Zeit wird Ihr Darmtrakt schließlich die Enzyme entwickeln, die Sie brauchen, um diese störenden Zucker zu verdauen.

## *Zubereitungstips für Getreide*

Im allgemeinen genügt eine Tasse Trockengetreide für vier Personen.

**Brauner Reis und Gerste**
Nehmen Sie zwei Teile Wasser auf einen Teil braunen Reis; bei Gerste nehmen Sie drei Teile Wasser auf einen Teil Trockengetreide. Setzen Sie das Getreide mit dem Wasser auf, und bringen Sie es zum Kochen. Fügen Sie ¼ Teelöffel Salz hinzu (nach Wahl), verringern Sie die Hitze, und lassen Sie das Getreide fünfunddreißig bis fünfundvierzig Minuten lang auf schwacher Hitze kochen, bis der größte Teil der Flüssigkeit aufgebraucht ist. Nehmen Sie den Deckel ab, und wenn noch ein Rest Flüssigkeit im Topf ist, lassen Sie das Getreide fünf bis zehn Minuten lang auf schwacher Hitze weiterquellen, bis alle Flüssigkeit verdampft ist.

**Bulgur**
Nehmen Sie zwei Teile Wasser auf einen Teil Bulgur. Schütten Sie den Bulgur in eine Schüssel; bringen Sie das Wasser zum Kochen, und gießen Sie es über das Getreide. Fügen Sie ¼ Teelöffel Salz hinzu (nach Wahl). Lassen Sie das Getreide quellen, bis es den größten Teil des Wassers absorbiert hat und weich wird (etwa zwanzig Minuten). Gießen Sie überschüssiges Wasser ab, und lockern Sie den Bulgur mit einer Gabel auf.

**Couscous**
Nehmen Sie zwei Teile Wasser oder Gemüsebrühe (lauwarm oder heiß, aber nicht kochend) auf einen Teil Couscous. Schütten Sie das Getreide in eine Schüssel, gießen Sie die Flüssigkeit darüber, bedecken Sie die Schüssel, und lassen Sie den Couscous quellen (zehn bis fünfzehn Minuten). Dann mit einer Gabel auflokkern.

Zur traditionellen Art der Couscous-Zubereitung gehört das Dampfgaren; es macht den Weizengrieß leichter und körniger. Nach dem Quellen, wie oben beschrieben, kann man den Couscous, wenn er noch sehr feucht und nicht so weich ist, wie man ihn gern haben möchte, abgießen und dann weitere zwanzig bis fünfundzwanzig Minuten über Dampf garen. Sie können dazu einen normalen Dampfeinsatz benutzen, den Sie mit einer doppelten Lage Mulltuch auslegen, damit die feinen Körner nicht durch die Luftlöcher des Einsatzes fallen.

Wenn Sie Couscous in einem Eintopfgericht verwenden wollen, fügen Sie den ungekochten Weizengrieß gegen Ende der Garzeit hinzu. Lassen Sie ihn zwei bis drei Minuten lang auf schwacher Hitze mitkochen und dann weitere fünf bis zehn Minuten ausquellen, bevor Sie das Eintopfgericht abschmecken.

**Kasha (Buchweizengrieß)**
Nehmen Sie zwei Teile Wasser oder Gemüsebrühe auf einen Teil Kasha. Rösten Sie die Kasha auf mittlerer Hitze trocken in einem Topf oder einer Pfanne unter ständigem Rühren, bis Sie den Röstgeruch wahrnehmen (etwa zwei Minuten). Gießen Sie die heiße Flüssigkeit an, und lassen Sie die Kasha zwanzig bis dreißig Minuten lang auf kleiner Flamme weiterkochen, bis sie weich, aber nicht breiig ist. Gießen Sie überschüssige Flüssigkeit ab.

**Hirse**
Nehmen Sie zweieinhalb Teile Wasser auf einen Teil Hirse. Rösten Sie die Hirse (wie oben) in einem Topf oder einer Pfanne etwa zwei Minuten lang, bis Sie den Röstgeruch wahrnehmen. Gießen Sie die Flüssigkeit an, und bringen Sie die Hirse zum Kochen. Fügen Sie ¼ Teelöffel Salz hinzu (nach Wahl), reduzieren Sie die Hitze, und lassen Sie die Hirse zugedeckt fünfunddreißig Minuten lang sanft kochen. Nehmen Sie dann den Deckel ab, und lassen Sie die Hirse auf kleiner Flamme weiterquellen, bis alle Flüssigkeit verdampft ist.

**Vollweizen, Roggen, Triticale**
Nehmen Sie drei Teile Wasser auf einen Teil Getreide. Setzen Sie das Getreide kalt auf, bringen Sie es zum Kochen, fügen Sie ¼ Teelöffel Salz hinzu (nach Wahl). Verringern Sie die Hitze, und lassen Sie das Getreide im zugedeckten Topf fünfzig Minuten lang weiterkochen. Vollweizen und Triticale brauchen zwei Stunden, um gar zu werden. Nehmen Sie den Topf dann vom Feuer, und gießen Sie überschüssige Flüssigkeit ab.

## Hülsenfrüchte

| Hülsenfrucht (1 Tasse) | Wasser | Garzeit | Menge |
|---|---|---|---|
| Aduki-Bohnen | 3 Tassen | 2 Stunden | 2 Tassen |
| Baby-Limabohnen | 2 Tassen | 1½ Stunden | 1¾ Tassen |
| Schwarze Bohnen | 4 Tassen | 1½ Stunden | 2 Tassen |
| Augenbohnen | 3 Tassen | 1 Stunde | 2 Tassen |
| Kichererbsen | 4 Tassen | 3 Stunden | 2½ Tassen |
| Cranberry-Bohnen | 3 Tassen | 1½ Stunden | 2½ Tassen |
| Fava-Bohnen | 3 Tassen | 3 Stunden | 2 Tassen |
| Große weiße Bohnen | 3½ Tassen | 2 Stunden | 2 Tassen |
| Kidney-Bohnen | 3 Tassen | 1½ Stunden | 2 Tassen |
| Linsen | 3 Tassen | 45 Min. | 2¼ Tassen |
| Lima-Bohnen | 2 Tassen | 1½ Min. | 1¼ Tassen |
| Mung-Bohnen | 2½ Tassen | 1½ Min. | 2 Tassen |
| Normale weiße Bohnen | 3 Tassen | 2½ Stunden | 2 Tassen |
| Trockenerbsen | 3 Tassen | 30 Min. | 2¼ Tassen |
| Pinto-Bohnen | 3 Tassen | 2½ Min. | 2 Tassen |
| Rote Bohnen | 3 Tassen | 3 Min. | 2 Tassen |
| Markerbsen | 3 Tassen | 45 Min. | 2¼ Tassen |

## Getreide

| Getreideart (1 Tasse) | Wasser | Garzeit | Menge |
|---|---|---|---|
| Amaranth | 1½ Tassen | 20 Min. | 2 Tassen |
| Arborio-Reis | 2 Tassen | 25 Min. | 2½ Tassen |
| Gerste (ganz) | 3 Tassen | 45 Min. | 3½ Tassen |
| Basmati-Reis | 2½ Tassen | 20 Min. | 3 Tassen |
| Brauner Reis | 2 Tassen | 45 Min. | 3 Tassen |
| Buchweizen (Kasha) | 2 Tassen | 15 Min. | 2½ Tassen |
| Bulgur | 2 Tassen | 15–20 Min. | 2½ Tassen |
| Couscous (vorgekocht) | 1 Tasse | 15 Min. | 2¾ Tassen |
| Weizenschrot | 2 Tassen | 25 Min. | 2⅓ Tassen |
| Hirse | 2½–3 Tassen | 35–45 Min. | 3½ Tassen |
| Hafer (ganz) | 2 Tassen | 60 Min. | 2½ Tassen |
| Polenta | 4 Tassen | 25 Min. | 3 Tassen |
| Roggen (ganz) | 2½–3 Tassen | 60 Min. | 2 Tassen |
| Quinoa | 2 Tassen | 15 Min. | 2½ Tassen |
| Weißer Reis | 2 Tassen | 20 Min. | 3 Tassen |
| Wildreis | 3 Tassen | 60 Min. oder mehr | 3½ Tassen |
| Vollweizen | 2½–3 Tassen | 2 Stunden | 2¾ Tassen |

## *Zubereitungstips für Pasta und Nudeln*

Bringen Sie Wasser in einem großen Topf sprudelnd zum Kochen. Fügen Sie Salz hinzu (nach Wahl) und geben Sie die Pasta hinein. Mit einem langstieligen Kochlöffel umrühren, so daß die einzelnen Nudeln nicht zuammenkleben. Pasta sollte immer »al dente« – mit »Biß« – gekocht werden, also gar, aber nicht breiig. Das dauert zwischen vier und zehn Minuten, je nach Art der Pasta. Probieren Sie nach vier Minuten und dann nach jeder weiteren Minute, bis die Nudeln richtig, das heißt »al dente« sind. Dann abgießen und weiterverwenden.

Da dem Kochwasser kein Öl hinzugefügt wird, und da wir auch keine Saucen auf Ölbasis benutzen, kann das Problem auftreten, daß die gekochte Pasta relativ leicht zusammenklebt. Es hilft, die heiße Sauce sofort darunterzumischen oder, wenn Sie die Nudeln später verwenden wollen, sie kurz unter kaltem Wasser abzuschrekken.

**Glasnudeln**
findet man in asiatischen Supermärkten und in den Spezialitätenabteilungen gut sortierter Supermärkte. Sie werden in Bündeln getrocknet verkauft. Weichen Sie die Glasnudeln zwanzig Minuten in warmem Wasser ein, und kochen Sie sie dann nicht länger als drei Minuten in sprudelndem Wasser oder Gemüsebrühe.

**Soba-Nudeln**
Füllen Sie einen großen Topf etwa zur Hälfte mit Wasser, bringen Sie das Wasser zum Kochen, und geben Sie die Soba-Nudeln hinein. Wenn das Wasser zu dampfen beginnt, geben Sie eine Tasse kaltes Wasser dazu, und schalten Sie auf mittlere Hitze herunter. Wenn das Wasser wieder zu kochen beginnt, fügen Sie nochmals eine Tasse kaltes Wasser hinzu. Wiederholen Sie das

noch dreimal. Probieren Sie die Nudeln nach dem dritten Mal. Wenn sie nicht »al dente« sind, lassen Sie sie weiterkochen. Abgießen, wenn sie gar sind, und unter kaltem Wasser abschrecken.

# Die 21-Tage-Menüfolge

## 1. Tag

**Frühstück:**
Waffeln
Magermilchjoghurt
Frische Erdbeeren
Orangensaft
Kräutertee

**Mittagessen:**
Hummus
Taboulet
Blattsalat

Pita-Brot
Frisches Obst

**Abendessen:**
Burritos mit schwarzen Bohnen
Quinoa auf mexikanische Art
Salsa Cruda
Orangen-Jicama-Salat mit
  eingelegten Zwiebeln
Beeren-Sorbet

## 2. Tag

**Frühstück:**
Haferflocken mit Rosinen und
  Zimt
Magermilch
½ Grapefruit
Kräutertee (oder ein anderes
  warmes Getränk)

**Mittagessen:**
Chili mit schwarzen Bohnen
Geröstete Mais-Tortillas
Grüne-Erbsen-»Guacamole«
Blattsalat

Salsa Cruda
Frisches Obst

**Abendessen:**
Weiße-Bohnen-und-Tomaten-
  Suppe mit frischen Kräutern
Gemüsetörtchen mit
  Paprikapüree
Mais-Salat mit Limonen-Korian-
  derdressing auf Blattsalat
Knoblauch-Brot
Pfirsich-Brot-Pudding

## 3. Tag

**Frühstück:**
Getreideflocken
Magermilch oder Magermilch-
 joghurt
Kräutertee (o. ä.)
Pfirsich-Brot-Pudding

**Mittagessen:**
Pizza Provencal

Grüner Salat
Sorbet mit frischem Obst

**Abendessen:**
Tomaten-und-Linsen-Suppe
Pilz-Flan
Gebackene Kartoffeln
Gemüse Julienne-Stil mit
 Zitronen-Senf-Vinaigrette
Birnen mit Kirschsauce
Baguette-Brot

---

## 4. Tag

**Frühstück:**
Buchweizenpfannkuchen
Magermilchjoghurt
Bananen und Kiwis in Scheiben
Frische Beeren
Orangensaft

**Mittagessen:**
Tomaten-und-Linsen-Suppe
Zucchini-Salat

Brot
Frisches Obst

**Abendessen:**
Gemüse aus dem Wok, süß-
 sauer, mit Tofu
Broccoli mit Teriyaki-Sauce
Safran-Reis-Pilaf
Grüner Salat
Orangen

## 5. Tag

**Frühstück:**
Haferbrötchen mit Apfel und Zimt
Magermilchjoghurt
Frische Beeren
Orangensaft

**Mittagessen:**
Pasta mit Spargel und Spargel-Creme
Salat aus Baby-Lima-Bohnen

Blattsalat
Frisches Obst

**Abendessen:**
Spanische Kichererbsen-und-Knoblauch-Suppe
Linguini mit gerösteten roten Pfefferschoten und Kräuter-Tomatensauce
Zwiebelgemüse mit Croutons
Salat aus Brunnenkresse mit Fenchel und Orangen
Pochierte Birnen

## 6. Tag

**Frühstück:**
Getoasteter Karottenkuchen
Getreideflocken
Magermilch
Frische Beeren
Kräutertee (o. ä.)

**Mittagessen:**
Gemüsetopf
Tofu mit Kräutern

Knoblauchbrot
Sorbet

**Abendessen:**
Weiße-Bohnen-und-Tomaten-Suppe mit frischen Kräutern
Porree-Pilz-Crèpes
Wild- und Arborio-Reis
Broccoli in Honig-Senf-Sauce
Apfelstrudel

## 7. Tag

**Frühstück:**
Apfelstrudel
Getreideflocken
Magermilchjoghurt
½ Grapefruit
Kräutertee (o. ä.)

**Mittagessen:**
Salat aus weißen Bohnen
Pasta Primavera mit Dijon-
  Vinaigrette
Blattsalat
Frisches Obst

**Abendessen:**
Minestrone
Gefüllte Zucchini mit Tomaten-
  sauce und Fenchelsamen
Rote Zwiebeln und Gurken-
  Vinaigrette
Risotto
Apfel-und-Cidre-Sorbet

## 8. Tag

**Frühstück:**
Waffeln
Magermilchjoghurt
Kiwis in Scheiben
Rosinen
Mangosaft
Kräutertee (o. ä.)

**Mittagessen:**
Minestrone
Brot
Blattsalat
Frisches Obst

**Abendessen:**
Kappa Maki
Marinierter Tofu
Auberginenpüree
Salat aus marinierten Gurken
  und roten Paprikaschoten mit
  Glasnudeln
Reis
Melone mit Ingwer-Zitronensirup

## 9. Tag

**Frühstück:**
Haferflocken mit Rosinen und Zimt
Magermilchjoghurt mit Obst
Orangensaft
Kräutertee (o. ä.)

**Mittagessen:**
Gazpacho
Tamale-Pastete
Knoblauchbrot

Jicama-Gurken-Salat mit Limonensaft und Chili
Frisches Obst

**Abendessen:**
Ratatouille
Polenta mit Tomatensauce
Salat aus grünen Linsen
Blattsalat
Bananenbrot

---

## 10. Tag

**Frühstück:**
Bananenbrot
Magermilchjoghurt mit Obst
Orangensaft
Kräutertee (o. ä.)

**Mittagessen:**
Kichererbsen-Gemüse-Eintopf mit Couscous

Blattsalat
Frisches Obst

**Abendessen:**
Gefüllte Paprika mit Spanischem Reis und Tomatillo-Sauce
Blattsalat
Chili mit roten Bohnen
Mais-Tortillas
Erdbeeren mit Aceto Balsamico

## 11. Tag

**Frühstück:**
Maisbrot
Marmelade
Magermilchjoghurt mit Obst
Kräutertee (o. ä.)

**Mittagessen:**
Pasta mit Auberginen-Paprika-Sauce
Tofu mit frischen Kräutern
Brot

Blattsalat
Frisches Obst

**Abendessen:**
Erbsensuppe mit Karotten und Sellerie
Auberginenlasagne
Pilze mit Kräutern
Broccoli mit Zitronensauce
Brot
Pochierte Birnen

## 12. Tag

**Frühstück:**
Hirse mit Rosinen
Magermilchjoghurt
Toast
Marmelade
Frische Beeren
Kräutertee (o. ä.)

**Mittagessen:**
Salat aus schwarzen Bohnen auf Blattsalat
Zucchini-Pfannkuchen

Salsa Cruda
Kartoffeln in Wein mit Basilikum
Brot
Frisches Obst

**Abendessen:**
Auberginen mit Tofu
Spargel mit gerösteten roten Pfefferschoten
Reis-Salat mit Aprikosen und Korinthen
Semolina-Zitronen-Pudding

## 13. Tag

**Frühstück:**
Frische Himbeeren
Frühstücksflocken
Magermilch oder Magermilch-
 joghurt
Toast
Kräutertee (o. ä.)

**Mittagessen:**
Chili mit roten Bohnen
Kartoffelauflauf
Kohlsalat

Maisbrot oder Maistortillas
Frisches Obst oder Sorbet

**Abendessen:**
Karottensuppe mit Ingwer,
 Orangen und Koriander
Indischer Gemüsetopf
Couscous
Apfelchutney
Blattsalat
Pfirsich-Brot-Pudding

## 14. Tag

**Frühstück:**
Pfirsich-Brot-Pudding
Frühstücksflocken
Magermilch (oder -joghurt)
Orangensaft
Kräutertee (o. ä.)

**Mittagessen:**
Gazpacho
Grüne Erbsen »Guacamole«

Maistortilla-Chips
Blattsalat
Frisches Obst

**Abendessen:**
Knoblauch-Kräuter-Suppe
Gefüllte Manicotti
Rosenkohl mit Ahornsirup
Blattsalat
Mangokompott

## 15. Tag

**Frühstück:**
Apfel-Zimt-Haferbrötchen
Bananen in Scheiben
Kräutertee (o. ä.)

**Mittagessen:**
Gefüllte Manicotti
Blattsalat

Knoblauchbrot
Frisches Obst

**Abendessen:**
Enchiladas mit Tomatillo-Sauce
Reispilaf mit Safran-Paprika
Salat aus schwarzen Bohnen auf
 Blattsalat
Gebackene Bananen

## 16. Tag

**Frühstück:**
Buchweizenpfannkuchen
Magermilchjoghurt
Frische Beeren
Kiwischeiben
Orangensaft

**Mittagessen:**
Scharfe Karotten- und Tomatensuppe

Pilz- und Artischocken-Frittata
Quinoa auf frischem Blattsalat
Melonenscheiben mit Sorbet

**Abendessen:**
Pasta mit Paprika-Linsen-Sauce
Blattsalat
Knoblauchbrot
Broccoli mit Honig-Senf-Sauce
Pfirsich-Cocktail

## 17. Tag

**Frühstück:**
Pfirsich-Cocktail
Frühstücksflocken
Magermilch (oder -joghurt)
Orangensaft

**Mittagessen:**
Misosuppe mit Tofu
Safranreis

Gedünsteter Spinat mit Honig-
    Senf-Sauce
Frisches Obst

**Abendessen:**
Linsen-Hominy-Suppe mit
    Limonensaft und Chili
Kartoffelpfannkuchen
Apfelmus
Blattsalat
Karottenkuchen

## 18. Tag

**Frühstück:**
Buchweizenpfannkuchen
Gebackene Bananen
Rosinen
Magermilchjoghurt
Orangensaft
Kräutertee (o. ä.)

**Mittagessen:**
Linsen-Hominy-Suppe mit
    Limonensaft und Chili

Knoblauchbrot
Sellerie mit Zitronen-Senf-
    Vinaigrette
Frisches Obst

**Abendessen:**
Knoblauch-Kräuter-Suppe
Mexikanischer Topf »Lydia«
Blattsalat
Beerensorbet

## 19. Tag

**Frühstück:**
Waffeln
Magermilchjoghurt
Pfirsiche
Erdbeeren
Kräutertee (o. ä.)

**Mittagessen:**
Gemüse mit Tofu-Sauce
Knoblauchbrot

Salsa Picante
Blattsalat
Frisches Obst

**Abendessen:**
Auberginen-Lasagne
Zucchini in Streifen mit Joghurt-
 sauce
Eingelegte rote Zwiebeln
Blattsalat
Reispudding

---

## 20. Tag

**Frühstück:**
Pisangpfannkuchen
 (ohne Pfeffersauce)
Salsa
Magermilchjoghurt mit Obst
Marmelade
Orangensaft
Kräutertee (o. ä.)

**Mittagessen:**
Herzhafter Bohnen- und
 Gemüsetopf

Waldorf Salat
Brot
Frisches Obst

**Abendessen:**
Tomatillo-Suppe mit Mais und
 frischem Koriander
Burritos mit schwarzen Bohnen
Zucchini und Pilze mit Ancho-
 Chili-Sauce
Apfel-Cidre-Sorbet

## 21. Tag

**Frühstück:**
Haferflocken mit Rosinen und Zimt
Magermilchjoghurt
Frische Beeren
Orangensaft

**Mittagessen:**
Tomatillo-Suppe mit Mais und Koriander
Blattsalat mit Baby-Limabohnen
Gebackene Kartoffeln
Brot
Frisches Obst

**Abendessen:**
Dampfgegartes Gemüse mit Tofu und Soba-Nudeln
Misoyaki-Sauce
Yams mit Ingwer und Trockenaprikosen
Bananenbrot

# II. Die Rezepte

# Salate, Dressings, Würzsaucen und Vorspeisen

Allein die große Anzahl der Rezepte in diesem Abschnitt läßt erkennen, daß man praktisch von Salaten leben kann. Für die Zubereitung eignen sich alle frischen Gemüsesorten.

Viele der nahrhaften Salate können auch als Hauptgericht serviert werden, wie z. B.: Französischer Linsensalat, Weißer Bohnensalat, Reissalat mit Aprikosen und Johannisbeeren, Tabboule-Salat oder Kartoffelsalat. Chutneys werden zu Curry- und Reisgerichten gereicht.

In diesem Abschnitt lassen sich auch viele Rezepte für delikate Vorspeisen, leichte Mittagsmahlzeiten und Beilagen finden. Frische Lebensmittel und eine Vielfalt von frischen Kräutern stehen dabei im Vordergrund.

Die pürierten Bohnen- und Gemüsegerichte (z. B. Hummus, Auberginenpüree und Grüne Erbsen »Guacamole«) eignen sich sehr gut als Brotaufstrich oder als Horsd'oeuvres (z. B. als Dip oder serviert mit Brot oder Crackern).

Für einen guten Salat ist Öl nicht notwendig. Die hier vorgestellten Dressings basieren auf schmackhaften Essigsorten, Zitronen- und Limonensaft sowie Tomaten- und Orangensaft. Sie verbinden sich hervorragend mit den Salatzutaten und lassen ihr Aroma voll zur Geltung kommen.

## Italienisches Dressing   Christian Janselme
ergibt 2 Tassen (16 Portionen)

Sollte die Konsistenz des Dressings zu dick bzw. zu fest sein, kann bei der nächsten Zubereitung die angegebene Menge Maismehl reduziert werden.

2 Tassen Wasser
2 EL Maismehl
1 TL Diätsalz
1/8 TL frisch gemahlener schwarzer Pfeffer
2 Schalotten, fein gehackt
1/4 rote Paprikaschote, kleingeschnitten
2 EL Dijon-Senf
2 Knoblauchzehen, gehackt
1/2 TL Petersilie, gehackt
1/2 TL Paprikapulver
7 EL plus 2 TL Weißweinessig
1 EL Honig

Wasser zum Kochen bringen und Maismehl einrühren. Abkühlen lassen. Sollten sich Klümpchen gebildet haben, kann das angerührte Maismehl durch ein feines Sieb passiert werden. Übrige Zutaten miteinander vermischen und zum angerührten Maismehl geben. Alles gut verrühren und kühl stellen.

| | |
|---|---|
| 1 Portion | : 2 Eßlöffel |
| Kalorien | : 11 |
| Gesamtfett | : 0,1 g |
| Gesättigte Fettsäuren | : in Spuren |
| Cholesterin | : 0 mg |

## Chinesisches Dressing   Christian Janselme
ergibt 2 Tassen (16 Portionen)

Dieses Dressing eignet sich sehr gut als Salatsoße oder als Dip. Bitte beachten Sie, daß Sojasoße und Gewürzgurken Kochsalz enthalten und daher dieses Rezept für Personen mit Bluthochdruck oder Kochsalzempfindlichkeit nicht geeignet ist.

6½ EL süße Gewürzgurken, fein gehackt
1 TL frischer Knoblauch, gehackt
½ Tasse oder 1 Bund frisches Koriandergrün, gehackt
2 TL Zwiebeln, fein gehackt
4 TL Dijon-Senf
6 EL plus 2 TL Sojasoße
3 EL plus 1 TL Honig
6 EL plus 2 TL Balsamico-Essig
2 Tassen Wasser

Gewürzgurken, Knoblauch, Koriandergrün, Zwiebeln, Senf, Sojasoße, Honig und Essig vermengen und beiseite stellen. Wasser zum Kochen bringen und zum Dressing geben. Alles gut miteinander verquirlen bzw. im Mixer glattrühren, bis eine cremige Masse entsteht.

| | |
|---|---|
| 1 Portion | : 2 Eßlöffel |
| Kalorien | : 13 |
| Gesamtfett | : in Spuren |
| Gesättigte Fettsäuren | : in Spuren |
| Cholesterin | : 0 mg |
| Natrium | : 461 mg |

## Zitronen-Senf-Vinaigrette mit Knoblauch   Mark Hall
ergibt ¼ Tasse (2 Portionen)

Diese Vinaigrette wird zu gedünstetem Gemüse wie z. B. Broccoli, Spinat, Zucchini oder Kürbis, aber auch zu kalten Salaten serviert.

3 EL Zitronensaft, frisch gepreßt
1 EL Dijon-Senf
¼ TL Balsamico-Essig
¼ TL frischer Knoblauch, gehackt
1 TL Estragon, getrocknet

Salz
frisch gemahlener schwarzer Pfeffer

Zitronensaft, Senf, Essig, Knoblauch und Estragon miteinander vermengen. Mit Salz und Pfeffer abschmecken.

| 1 Portion | : 2 Eßlöffel |
|---|---|
| Kalorien | : 2 |
| Gesamtfett | : 0,1 g |
| Gesättigte Fettsäuren | : in Spuren |
| Cholesterin | : 0 mg |

## Tomaten-Vinaigrette   MARK HALL
ergibt ²/₃ Tasse (5 bis 6 Portionen)

Diese Vinaigrette schmeckt sehr gut zu einem knackigen grünen Salat oder zu gemischtem, blanchierten Gemüse, angerichtet auf einem Salatbett.

¹/₂ Tasse Tomatensaft
¹/₄ TL frischer Knoblauch, gehackt
1 EL Balsamico-Essig
¹/₂ EL Dijon-Senf
2 TL Basilikum, getrocknet
¹/₄ TL frisch gemahlener schwarzer Pfeffer
2 EL frisches Basilikum
Salz

Alle Zutaten (mit Ausnahme des Salzes) verrühren oder im Mixer pürieren. Mit Salz würzen.

| 1 Portion | : 2 Eßlöffel |
|---|---|
| Kalorien | : 8 |
| Gesamtfett | : 0,1 g |
| Gesättigte Fettsäuren | : in Spuren |
| Cholesterin | : 0 mg |

## Paprikapüree
WOLFGANG PUCK
ergibt 1¹/₂ Tassen (10 Portionen)

Farbe und Geschmack dieses Pürees erlauben eine Kombination mit vielen Gerichten.

2 kleine rote Paprikaschoten, gewürfelt (ca. 230 g)
1 große Tomate, enthäutet, entkernt, gewürfelt (ca. 170 g)
¹/₂ große Zwiebel, gewürfelt (ca. 170 g)
1³/₄ Tasse Gemüsebrühe (s. Rezept S. 182)
¹/₄ Tasse frisches Basilikum, gehackt
1 Prise Thymian

Zerkleinerte Paprikaschoten, Tomaten und Zwiebel mit der Gemüsebrühe in einen Topf geben und zum Kochen bringen. Das Gemüse in 10 bis 15 Minuten gardünsten. Zum Schluß Basilikum und Thymian hinzufügen. Im Mixer pürieren und das Paprikapüree anschließend in einem sauberen Topf bis auf 1¹/₂ Tassen einkochen lassen.

| 1 Portion | : ¹/₄ Tasse |
|---|---|
| Kalorien | : 32 |
| Gesamtfett | : 0,3 g |
| Gesättigte Fettsäuren | : in Spuren |
| Cholesterin | : 0 mg |

## Zwiebel-Gurken-Gemüse mit Reisessig
ALICE WATERS
ergibt 6 Tassen (6 Portionen)

3 mittelgroße rote Zwiebeln
1 Salatgurke (ca. 15–17 cm lang)
etwa ¹/₂ Tasse Reisessig

Zwiebeln und Gurke schälen, in dünne Scheiben schneiden und mit dem Essig vermengen.

| | |
|---|---|
| 1 Portion | : 1 Tasse |
| Kalorien | : 32 |
| Gesamtfett | : 0,3 g |
| Gesättigte Fettsäuren | : 0,1 g |
| Cholesterin | : 0 mg |

## Eingelegte Zwiebeln     Deborah Madison
ergibt 2 Tassen (4 Portionen)

Dieses Rezept ist sehr einfach und schnell zuzubereiten. Die pinkfarbenen Zwiebeln (in Ringe oder Würfel geschnitten) sehen sehr hübsch als Garnitur zu jeder Art von Salaten aus. Sie halten sich gekühlt zirka 1 Woche im Eisschrank, wobei sie allerdings etwas an Knackigkeit verlieren können.

450 g feste, glatte rote Zwiebeln
1 l kochendes Wasser
1 Tasse Weißwein-, Estragon-, Reis- oder anderer milder Essig
1 Tasse kaltes Wasser
1/2 TL Pfefferkörner
1/2 TL Koriandersamen
2 Lorbeerblätter
1/4 TL rote Pfefferkörner
1 TL Zucker
1 Knoblauchzehe, fein gehackt (nach Wahl)

Zwiebeln pellen, in feine Scheiben schneiden und in einzelne Ringe zerlegen. Zwiebelringe in ein Sieb geben und mit kochendem Wasser übergießen. Abtropfen lassen und in eine Schüssel füllen. Übrige Zutaten hinzufügen. Die Zwiebelringe müssen ganz mit Flüssigkeit bedeckt sein (evtl. etwas Wasser und Essig zu gleichen Teilen zugeben). Die eingelegten Zwiebeln mit Frischhaltefolie abdecken und für zirka 30 Minuten kühl stellen, bis sie eine blaßrote Farbe angenommen haben.

| | |
|---|---|
| 1 Portion | : ½ Tasse |
| Kalorien | : 52 |
| Gesamtfett | : 0,4 g |
| Gesättigte Fettsäuren | : 0,05 g |
| Cholesterin | : 0 mg |

## Salatkomposition von Mangos und roten Beten     PAM MORGAN
ergibt 8 Tassen (4 bis 6 Portionen)

Die Kombination von Mangos und roten Beten erscheint auf den ersten Blick ungewöhnlich und fremd. Es schmeckt zusammen aber einfach köstlich. Die roten Beten und die Mango-Vinaigrette lassen sich schon zwei Tage vorher zubereiten.

4 mittelgroße, frische rote Beten, Blätter und Wurzelansatz entfernt
½ Tasse rote Zwiebeln, gehackt
1 Bund Brunnenkresse, lange Stiele entfernt
1 kleines Bund Frisée oder Chicoree
2 kleine Köpfe Salat
2 reife Mangos, geschält, in schmale Streifen geschnitten

**Mango-Vinaigrette:**
¼ Tasse Apfelessig
1 EL Honigsenf
½ TL Currypulver
1 EL Limonensaft, frisch gepreßt
1 reife Mango, geschält, entkernt, kleingeschnitten
1 Prise Salz
frisch gemahlener schwarzer Pfeffer

Für die Mango-Vinaigrette alle Zutaten in einem Mixer oder mit dem Pürierstab pürieren.

Rote Beten zirka 30 Minuten in kochendem Wasser garen, anschließend herausnehmen und etwas abkühlen lassen. Schälen, in kleine Würfel schneiden und mit gehackten Zwiebeln und 3 Eßlöffeln der Mango-Vinaigrette vermengen. Beiseite stellen.

Zum Anrichten die Salatblätter auf einer Platte außen arrangieren. In die Mitte Brunnenkresse geben und darüber rote Beten und Zwiebeln verteilen. Die Mangostreifen um die roten Beten legen. Die verbleibende Mango-Vinaigrette getrennt zum Salat reichen.

| | |
|---|---|
| 1 Portion | : 2 Tassen |
| Kalorien | : 110 |
| Gesamtfett | : 0,7 g |
| Gesättigte Fettsäuren | : 0,1 g |
| Cholesterin | : 0 mg |

**Mango-Vinaigrette:**

| | |
|---|---|
| 1 Portion | : 2 Eßlöffel |
| Kalorien | : 39 |
| Gesamtfett | : 0,4 g |
| Gesättigte Fettsäuren | : in Spuren |
| Cholesterin | : 0 mg |

## Julienne-Gemüse mit Zitronen-Senf-Vinaigrette MARK HALL
ergibt 2¹/₂ Tassen (2–3 Portionen)

»Julienne« bedeutet: in gleichmäßige, feine Streifen oder Stifte geschnitten. Frische Kräuter können Sie nach Belieben wählen. Dieser bunte Salat kann warm oder kalt serviert werden.

½ Tasse rote Zwiebeln, in feinen Streifen
½ Tasse Möhren, in feinen Streifen
½ Tasse Sellerie, in feinen Streifen
½ Tasse rote oder gelbe Paprikaschoten, in feinen Streifen
½ Tasse Bohnensprossen
2½ EL Zitronensaft, frisch gepreßt
1 EL Dijon-Senf
Salz
frisch gemahlener schwarzer Pfeffer
1 EL frische Kräuter, gehackt (nach Wahl)

Alle Gemüsezutaten kurz blanchieren. Dies sollte nicht länger als 45 Sekunden dauern. Aus den übrigen Zutaten eine Marinade bereiten und unter den Salat heben.

| | |
|---|---|
| 1 Portion | : 1 Tasse |
| Kalorien | : 44 |
| Gesamtfett | : 0,6 g |
| Gesättigte Fettsäuren | : in Spuren |
| Cholesterin | : 0 mg |

## Marinierter Gurken-Paprikasalat mit Nudeln
CAROL CONNELL

ergibt 4½ Tassen (4–5 Portionen)

Dies ist ein besonders erfrischender, knackiger Sommersalat.

60 g Glasnudeln
Wasser oder Gemüsebrühe
2 Tassen Salatgurke, geschält, entkernt, in Scheiben
2 Tassen rote Paprikaschoten, in feine Streifen
1 Tasse »Italienisches Dressing« (Rezept s. S. 82)
1 EL frisches Basilikum, gehackt
1 EL frisches Koriandergrün, gehackt
⅛ TL getrocknete rote Chiliflocken
Kopfsalat

Glasnudeln in Wasser oder Gemüsebrühe garen. Alle Zutaten vermengen und 1 Stunde durchziehen lassen. Auf einem Salatbett servieren.

| | |
|---|---|
| 1 Portion | : 1 Tasse |
| Kalorien | : 84 |
| Gesamtfett | : 0,5 g |
| Gesättigte Fettsäuren | : in Spuren |
| Cholesterin | : 0 mg |

## Blumenkohl mit Limonen-Chili-Vinaigrette  Mark Hall
ergibt 4½ Tassen (4½ Portionen)

Dieses Dressing hat nur eine leichte Schärfe.

5 Tassen Blumenkohlröschen
2 EL Limonensaft
1½ TL Reisessig
3/8 TL getrocknete, rote Chiliflocken
½ TL frischer Knoblauch, gehackt
½ TL Kümmel, gemahlen
1½ EL Koriandergrün, fein gehackt

Blumenkohl blanchieren und anschließend im kalten Wasser abschrecken. Bei milder Hitze Limonensaft und Reisessig mit den Chiliflocken erwärmen, bis die Chiliflocken weich werden. Über den Blumenkohl gießen. Knoblauch, Kümmel und Koriandergrün hinzufügen und 1 Stunde durchziehen lassen.

| | |
|---|---|
| 1 Portion | : 1 Tasse |
| Kalorien | : 44 |
| Gesamtfett | : 0,5 g |
| Gesättigte Fettsäuren | : in Spuren |
| Cholesterin | : 0 mg |

## Zucchini-Salat   Mark Hall
ergibt 2½ Tassen (2–3 Portionen)

Dieser Salat kann warm oder kalt serviert werden.

1 Tasse rote Zwiebeln, in Ringen
½ TL frischer Knoblauch, gehackt
4 TL Reisessig
2 Tassen Zucchini, in feinen Streifen (etwa 1 mittelgroße Zucchini)
1 Tasse Kirschtomaten, halbiert
2 TL frische Petersilie, gehackt
Salz
frisch gemahlener schwarzer Pfeffer

Zwiebeln und Knoblauch mit 2 Teelöffeln Reisessig in eine große Pfanne geben. Bei geschlossenem Deckel und milder Hitze dünsten lassen, bis die Zwiebeln glasig sind. Die Pfanne vom Herd nehmen, Zucchinistreifen hinzufügen und untermischen, um diese mitzuerwärmen. Den restlichen Reisessig und alle übrigen Zutaten untermischen und mit Salz und Pfeffer abschmecken.

| 1 Portion | : 1 Tasse |
|---|---|
| Kalorien | : 54 |
| Gesamtfett | : 0,5 g |
| Gesättigte Fettsäuren | : 0,1 g |
| Cholesterin | : 0 mg |

## Sellerie mit Zitronen-Senf-Vinaigrette und Knoblauch   Mark Hall
ergibt 2 Tassen (4 Portionen)

Durch seine Zitronen-Senf-Vinaigrette erhält dieser Salat eine würzige und pikante Note. Serviert wird er gekühlt oder mit Zimmertemperatur.

2 Tassen Knollensellerie
¼ Tasse Zitronen-Senf-Vinaigrette mit Knoblauch (Rezept s. S. 84)

Sellerie waschen, schälen und in Streichholzstifte schneiden. Da die Knollen sehr schnell braun werden, während des Kleinschneidens in etwas Wasser mit Zitronensaft vermischt legen. Die Selleriestifte in kochendem Wasser zirka 2 Minuten (je nach Größe der Stifte) blanchieren, jedoch nicht übergaren. Anschließend in kaltem Wasser abschrecken. Das Dressing mit dem Sellerie vermengen und den Salat 1 Stunde durchziehen lassen.

**Variation:**
Anstatt 2 Tassen Sellerie können Sie auch je 1 Tasse Sellerie- und Möhrenstifte verwenden.

| | |
|---|---|
| 1 Portion | : ½ Tasse |
| Kalorien | : 23 |
| Gesamtfett | : 0,3 g |
| Gesättigte Fettsäuren | : in Spuren |
| Cholesterin | : 0 mg |

## Spargel mit geröstetem Paprika
ergibt 2 Tassen (4 Portionen)　　　　　Mark Hall

1½ Tassen Spargel
1 mittelgroße rote Paprikaschote
1 TL frischer Knoblauch, gehackt
1 TL Balsamico-Essig
Salz
Pfeffer

Spargel waschen, vom Kopf nach unten dünn schälen und in 3–4 cm lange Stücke schneiden. Anschließend blanchieren und in kaltem Wasser abschrecken. Abtropfen lassen und beiseite stellen.

Die Paprikaschote bei mittlerer Hitze unter dem Grill oder im heißen Backofen garen und ab und zu wenden, bis die Haut schwarzbraun wird und Blasen wirft. Die Schoten mit einem feuchten Tuch bedecken und abkühlen lassen. Dann die Haut abziehen, Kerne und Stiel entfernen und in dünne Streifen (»Julienne«) schneiden. ½ Tasse Paprikastreifen mit Knoblauch und Essig vermengen. Einige Minuten durchziehen lassen und anschließend mit dem Spargel mischen. Mit Salz und Pfeffer abschmecken.

| | |
|---|---|
| 1 Portion | : ½ Tasse |
| Kalorien | : 16 |
| Gesamtfett | : 0,2 g |
| Gesättigte Fettsäuren | : in Spuren |
| Cholesterin | : 0 mg |

## Geröstete Paprika mit Safran
ergibt 1 Tasse (4 Portionen)  DEBORAH MADISON

Dieses Rezept kann nicht nur als Vorspeise zubereitet werden, sondern gemischt mit anderen Zutaten auch als Salat oder zu Nudeln, Reis oder Hirse serviert werden. Am besten eignen sich dickfleischige rote oder gelbe Paprikaschoten. Für einen bunten Salat sollte man rote und gelbe Paprika verwenden.

**Vorspeise für 4 Personen:**

2 mittelgroße bis große Paprikaschoten
1 kleine Knoblauchzehe, gehackt
einige Safranfäden
1 EL kochendes Wasser
Balsamico-Essig zum Abschmecken
frische Kräuter, z. B. Basilikum oder Majoran, gehackt
Kapuzinerkresse zum Garnieren

Paprikaschoten über offener Flamme grillen oder im Backofen bei mehrmaligem Wenden unter dem Elektrogrill, bis die Schoten schwarzbraun werden. Anschließend sofort in eine Plastiktüte geben und diese verschließen. Paprikaschoten zirka 15 Minuten ausdämpfen lassen, damit das Fruchtfleisch weich wird und sich die Haut leichter entfernen läßt. Den dabei austretenden Paprikasaft aufbewahren (evtl. durch ein Sieb streichen). Dieser süße, sirupartige Saft wird Bestandteil des Dressings. Sie erhalten noch mehr Saft, wenn Sie am unteren Ende der Paprikaschoten die Haut durchstechen. Mit einem Papiertuch die Schotenhaut abwischen. Paprikaschoten aufschneiden, Kerne und Stiel entfernen und das Fruchtfleisch kleinschneiden. Die Paprikastückchen zusammen mit dem Knoblauch zum Paprikasaft geben. Safranfäden mit dem kochenden Wasser überbrühen, einige Minuten stehen lassen und über die Paprikastückchen geben. Mischen, mit Essig abschmecken und kurz vor dem Servieren mit den Kräutern vermischen. Mit Kapuzinerkresse garnieren.

| | |
|---|---|
| 1 Portion | : ¼ Tasse |
| Kalorien | : 9 |
| Gesamtfett | : 0,1 g |
| Gesättigte Fettsäuren | : in Spuren |
| Cholesterin | : 0 mg |

## Maissalat mit Limonen-Koriander-Dressing     MARK HALL
ergibt 4 Tassen (4–8 Portionen)

Für diesen Salat können auch Maiskörner aus der Dose verwendet werden. Am besten schmeckt er aber mit frischem, süßem Mais.

2 Tassen frische Maiskörner (von 2–4 Kolben), gekocht
1/2 TL frischer Knoblauch, gehackt
1/4 Tasse Weißwein
3/4 Tasse rote Paprikaschoten, fein gewürfelt
3/4 Tasse grüne Paprikaschoten, fein gewürfelt
1/2 Tasse rote Zwiebeln, fein gewürfelt

**Limonen-Koriander-Dressing:**

2 EL Reisessig
2 TL Limonensaft
2 EL frisches Koriandergrün, gehackt
1 EL frische Petersilie, gehackt
1/8 TL Cayennepfeffer
1/4 TL frisch gemahlener schwarzer Pfeffer
1/2 TL Salz

Maiskörner mit dem Knoblauch in Weißwein 5 Minuten dünsten lassen. Den gekochten Mais mit den Paprika- und Zwiebelwürfeln mischen.
    Für das Dressing alle Zutaten verrühren und unter das Gemüse heben.

| 1 Portion | : 1 Tasse |
|---|---|
| Kalorien | : 91 |
| Gesamtfett | : 1,1 g |
| Gesättigte Fettsäuren | : 0,1 g |
| Cholesterin | : 0 mg |

## Coleslaw (Amerikanischer Krautsalat)
ergibt 4 Tassen (8 Portionen)         Mark Hall

Dieser Salat kann auf zweierlei Arten zubereitet werden – je nachdem, ob ein ausgeprägter Kohlgeschmack oder ein feiner und milder Geschmack erwünscht ist:
1. Weißkohl und Möhren sofort mit dem Dressing vermischen.

2. Gemüse vor dem Zubereiten entwässern bzw. durch längeres Einsalzen weich machen. Hierbei ist jedoch zu beachten, daß ein Teil des verwendeten Salzes im Salat zurückbleibt. Personen mit Bluthochdruck oder Kochsalzempfindlichkeit sollten deshalb auf diese Methode verzichten.

3 Tassen Weißkohl, fein geraspelt
1 Tasse Möhren, fein geraspelt
1/2 bis 1 TL Salz

**Dressing:**
1 EL Reisessig
1 EL Rotweinessig
2 EL Dijon-Senf
1 TL Kümmel
1/4 TL frisch gemahlener schwarzer Pfeffer

Geraspelten Weißkohl und Möhren in einer großen Schüssel mischen. Zum Entwässern das Gemüse mit Salz bestreuen und gut verteilen. Einen Topfdeckel oder schweren Teller, welcher gerade in die Schüssel paßt, zum Beschweren darauflegen. Den Kohl etwa 1 Stunde ziehen lassen. Anschließend das herausgetretene Wasser abschütten und das Gemüse abspülen.

Für das Dressing alle Zutaten miteinander verrühren und mit dem Weißkohl-Möhren-Gemüse vermischen.

**Variation:**
Für ein cremiges Dressing folgende Zutaten vermischen und unter den Krautsalat heben:

1/2 Tasse Magermilchjoghurt
1/4 Tasse »Italienisches Dressing« (Rezept s. S. 82)
1 EL Zwiebeln, gehackt
1/4 TL Selleriesamen
1/2 TL Honig

¼ TL weißer Pfeffer
1 EL Petersilie, gehackt

| 1 Portion | : ½ Tasse |
| --- | --- |
| Kalorien | : 19 |
| Gesamtfett | : 0,2 g |
| Gesättigte Fettsäuren | : in Spuren |
| Cholesterin | : 0 mg |

**Variation mit cremigem Dressing:**

| 1 Portion | : ½ Tasse |
| --- | --- |
| Kalorien | : 24 |
| Gesamtfett | : in Spuren |
| Gesättigte Fettsäuren | : in Spuren |
| Cholesterin | : in Spuren |

## Preiselbeer-Aspik
ergibt 1 Tasse (4 Portionen)

Mary Caroll

½ Tasse frische Preiselbeeren
¼ Tasse Orangen, entkernt, kleingeschnitten
¼ Tasse reife Dattelpflaumen oder Äpfel, geschält, entkernt
⅓ TL frisch geriebene Muskatnuß
1 EL Agar-Agar-Gelatineflocken
Kopfsalat, Petersilie oder anderer Salat bzw. Kräuter zum Garnieren

Alle Zutaten (bis auf die Salatgarnitur) in einen Mixer geben und pürieren. Anschließend in einen Topf füllen und unter ständigem Rühren erwärmen, bis die Gelatineflocken ganz aufgelöst sind. Das Aspik in eine Glasschale füllen und im Kühlschrank gelieren lassen. Vor dem Servieren das Preiselbeer-Aspik auf eine Platte stürzen und mit Kopfsalat und Petersilie garnieren.

| | |
|---|---|
| 1 Portion | : ¼ Tasse |
| Kalorien | : 17 |
| Gesamtfett | : 0,2 g |
| Gesättigte Fettsäuren | : 0,1 g |
| Cholesterin | : 0 mg |

## Hummus
### (Pikantes Kichererbsenmus)   DONNA NICOLETTI
ergibt 2 Tassen (4 Portionen)

Dieser Dip aus dem Mittleren Osten schmeckt zu Pitabrot, Kräckern oder Salat.

1 Tasse getrocknete Kichererbsen
5 Tassen Wasser
6–7 Lorbeerblätter
¾ Tasse Zwiebeln, kleingeschnitten
1 Knoblauchzehe
⅔ Tasse Tomatenpüree
2 EL Zitronensaft
¾ TL Kümmel, gemahlen
¼ TL Paprikapulver
⅛ TL Cayennepfeffer
¼ TL frisch gemahlener schwarzer Pfeffer
¾ TL Salz
frisch gehackte Petersilie, Minze oder Koriandergrün zum Garnieren (nach Wahl)

Kichererbsen in kaltem Wasser waschen. Dabei die sich an der Wasseroberfläche absetzenden schlechten Erbsen herauslesen. Die gewaschenen Erbsen über Nacht in Wasser einweichen. Am nächsten Tag abschütten, in einen Topf geben und 5 Tassen Wasser sowie die Lorbeerblätter hinzufügen. Zum Kochen bringen und die Kichererbsen bei milder Hitze in zirka 1½ Stunden weich kochen. Die gekochten Erbsen abschütten und im Mixer oder mit dem Pürierstab zusammen mit den restlichen Zutaten (mit Ausnahme der Kräuter zum Garnieren) pürieren. Mit frisch gehackter Petersilie, Minze oder Koriandergrün garnieren.

| | |
|---|---|
| 1 Portion | : 1/2 Tasse |
| Kalorien | : 204 |
| Gesamtfett | : 2,9 g |
| Gesättigte Fettsäuren | : 0,3 g |
| Cholesterin | : 0 mg |

## Auberginenpüree    Mark Hall
ergibt 1 1/2 Tassen (3 Portionen)

Dieses Püree paßt zu asiatisch inspirierten Gerichten. Es kann aber auch als Brotaufstrich oder als Dip zu frischem Gemüse verzehrt werden.

450 g Auberginen, enthäutet, grob gehackt
1/2 Tasse Wasser
2 TL frischer Ingwer, kleingeschnitten
1 TL frischer Knoblauch, gehackt
1/2 EL Melasse
3 1/2 EL frisches Koriandergrün, gehackt
1/8 TL getrocknete, rote Chiliflocken
1/2 EL Sojasoße
1 EL Reisessig
Salz (nach Wahl)

Auberginenstückchen mit 1/2 Tasse Wasser in einen Topf geben und zum Kochen bringen. Zugedeckt etwa 7 Minuten dünsten lassen. Anschließend in einem Mixer oder mit dem Pürierstab pürieren. Mit den übrigen Zutaten abschmecken.

| | |
|---|---|
| 1 Portion | : ½ Tasse |
| Kalorien | : 55 |
| Gesamtfett | : 0,3 g |
| Gesättigte Fettsäuren | : in Spuren |
| Cholesterin | : 0 mg |
| Natrium | : 183 mg |

## Kartoffelsalat           CAROLL CONNELL
ergibt 6 Tassen (6 Portionen)

¼ Tasse frischer Dill, gehackt
¼ Tasse Magermilchjoghurt
½ Tasse Dijon-Senf
¼ Tasse »Italienisches Dressing« (Rezept s. S. 82)
5 Tassen neue, gekochte Kartoffeln, gewürfelt
½ Tasse Sellerie, gewürfelt
½ Tasse rote Zwiebeln, gewürfelt
Salz
frisch gemahlener weißer Pfeffer

Dill, Joghurt, Senf und Italienisches Dressing verrühren. Kartoffeln, Sellerie und Zwiebeln unterheben. Mit Salz und Pfeffer abschmecken.

| | |
|---|---|
| 1 Portion | : 1 Tasse |
| Kalorien | : 148 |
| Gesamtfett | : 1,1 g |
| Gesättigte Fettsäuren | : in Spuren |
| Cholesterin | : in Spuren |

# Kartoffelsalat mit Tomatillosoße
ergibt 6 Tassen (6 Portionen)     Deborah Madison

Dieser Salat schmeckt auch ohne Öl und Salz sehr gut. Frischer Knoblauch und Chili – kurz vor dem Servieren zugefügt – geben dem Kartoffelsalat mehr Schärfe. Sollte die Soßenportion für die Kartoffeln zu groß sein, so kann die verbleibende Menge 3–4 Tage im Kühlschrank aufbewahrt und in Suppen, Bohnen-, Reis- oder Nudelgerichte eingerührt werden.

**Tomatillosoße:**
10 Tomatillos
1/2 gelbe Zwiebel, in große Stücke geschnitten
2 Chilischoten, entkernt
4 Knoblauchzehen, gepellt
1 großes Bund Koriandergrün, gehackt
Kümmel, gemahlen (nach Wahl)

Die papierartigen Schoten der Tomatillos entfernen. 1 Liter Wasser zum Kochen bringen. Tomatillos, Zwiebelstücke, Chilischoten und Knoblauchzehen zufügen. Bei schwacher Hitze köcheln lassen, bis die Tomatillos ihre Farbe von hellgrün in olivgrün ändern. Nicht kochen oder übergaren, da sich die Tomatillos sonst spalten. Gemüse mit einer Schöpfkelle aus dem Kochwasser nehmen und in einen Mixer geben. Koriandergrün hinzufügen und alles zu einer cremigen Soße verarbeiten (evtl. etwas Kochflüssigkeit zugeben, falls die Soße zu dick ist). Evtl. mit gemahlenem Kümmel abschmecken.

**Gemüsezutaten:**
680 g bis 900 g rothäutige Kartoffeln
1 grüne Paprikaschote, fein gewürfelt
2 Frühlingszwiebeln oder Schnittlauch, fein geschnitten
Radieschen, im Ganzen oder kleingeschnitten

Kartoffeln schälen, in ½ cm dicke Scheiben schneiden und dämpfen (ca. 25 Minuten). Anschließend mit den übrigen Gemüsezutaten mischen und auf einem Teller anrichten. Tomatillosoße darübergeben und mit Frühlingszwiebeln oder Schnittlauch und Radieschen garnieren. Sofort servieren.

| | |
|---|---|
| 1 Portion | : 1 Tasse |
| Kalorieren | : 134 |
| Gesamtfett | : 0,4 g |
| Gesättigte Fettsäuren | : in Spuren |
| Cholesterin | : 0 mg |

## Warmer Kartoffelsalat mit Wein-Basilikum-Soße   DEBORAH MADISON
ergibt etwa 2½ Tassen (2–3 Portionen)

Bereiten Sie, wenn möglich, diesen Salat mit neuen Kartoffeln zu. Probieren Sie auch verschiedene Kräuter und Essigsorten aus, wie z. B. Estragon mit Estragonessig oder Dill mit Dillessig.

450 g neue Kartoffeln
1 Knoblauchzehe, fein gehackt
2 Schalotten oder ½ Bund Frühlingszwiebeln, fein gehackt
1 Tasse trockener Weißwein
¼ Tasse trockener Weißwein- oder Basilikumessig
½ TL getrocknetes Basilikum oder 1 EL frisches
frisch gemahlener schwarzer Pfeffer
1 TL Dijon-Senf
1 EL frische Petersilie oder Basilikumblättchen, gehackt

Neue Kartoffeln brauchen nicht geschält, sondern lediglich gut gewaschen zu werden. Andernfalls Kartoffeln schälen und der Länge nach vierteln. Kartoffeln mit Knoblauch, Schalotten, Wein, Basilikum und Pfeffer in einem

Topf zum Kochen bringen und garen. Anschließend Kartoffeln herausnehmen und warmhalten. Die Flüssigkeit so lange weiterkochen, bis sie stark eingekocht und dicklich ist. Senf, Petersilie oder Basilikum einrühren und die Wein-Basilikum-Soße über die Kartoffeln geben.

**Variation:**
Um ein cremiges Dressing zu erhalten, können nach dem Einkochen der Soße noch 2 Eßlöffel Magermilchjoghurt eingerührt werden.

| | |
|---|---|
| 1 Portion | : 1 Tasse |
| Kalorien | : 181 |
| Gesamtfett | : 0,3 g |
| Gesättigte Fettsäuren | : in Spuren |
| Cholesterin | : 0 mg |

## Orangen-Jicama-Salat mit eingelegten Zwiebeln
Deborah Madison
ergibt 8 Tassen (8 Portionen)

Dieser Salat basiert auf einem mexikanischen Rezept, eines der wenigen Rezepte, in dem kein Öl verwendet wird. Jicama, ein großes, kugelförmiges Wurzelgemüse mit einer fahlen, braunen papierartigen Haut, ist eine hülsenfruchtartige Knolle. Das weiße Knollenfleisch, das sich nicht verfärbt, ist so knackig und saftig wie eine Wasserkastanie. Dazu passen sehr gut Orangen, aber auch andere Zitrusfrüchte, wie z. B. Tangerinen, Grapefruits oder Limonen. Für das Dressing verwendet man am besten eine Kombination aus Grapefruit-, Limonen- und Orangensaft oder Orangensaft mit einigen Spritzern Zitronensaft. Anstelle der eingelegten Zwiebeln können auch frische, rohe Zwiebelringe bzw. -würfel verwendet werden.

4 Navel-Orangen, geschält, in Scheiben, entkernt
Saft von 1 Navel-Orange oder einer anderen Zitrusfrucht
450 g Jicama-Wurzeln
½ Tasse gemischter Zitrussaft (s. Beschreibung im Einleitungstext)
1 TL abgeriebene Orangenschale
einige getrocknete, rote Chiliflocken
etwa 1 Tasse frisches Koriandergrün, gehackt
1 Tasse »Eingelegte Zwiebeln« (Rezept s. S. 87)

Orangenscheiben in eine Schüssel füllen. Jicama-Wurzeln schälen, in Würfel oder Streifen schneiden und zu den Orangenscheiben geben.

Gemischten Zitrussaft mit abgeriebener Orangenschale, Chiliflocken und Koriandergrün vermischen und über den Salat geben. Die eingelegten Zwiebeln darüber verteilen und alles vorsichtig mischen.

**Variation:**
Kurz vor dem Servieren Radieschenscheiben hinzufügen. Mit frischem grünen Chili (in Würfeln oder Ringen) garnieren. Den gemischten Zitrussaft mit frisch geriebenem Ingwer verfeinern. Anstelle von Koriandergrün kann auch Petersilie oder Petersilie mit Dill vermischt verwendet werden.

| | |
|---|---|
| 1 Portion | : 1 Tasse |
| Kalorien | : 30 |
| Gesamtfett | : 0,05 g |
| Gesättigte Fettsäuren | : in Spuren |
| Cholesterin | : 0 mg |

## Orangen-Fenchel-Salat mit Brunnenkresse
ergibt 4 Tassen (4 Portionen) MARK HALL

Für diesen Salat die äußeren Blätter des Fenchels entfernen. Sie können für die Zubereitung einer Gemüsebrühe verwendet werden.

4 Tassen Fenchel (2–3 Knollen), kleingeschnitten
2 Orangen, in Filets zerlegt
¼ Tasse Brunnenkresse
Saft einer Orange
4 TL Reisessig
2 TL frische Petersilie, gehackt (zum Garnieren)
Kopfsalatblätter zum Garnieren

Kleingeschnittenen Fenchel, Orangenfilets und Brunnenkresse mischen. Orangensaft und Reisessig verrühren, unterheben und den Salat mit Petersilie garniert auf einem Salatbett servieren.

| 1 Portion | : 1 Tasse |
|---|---|
| Kalorien | : 55 |
| Gesamtfett | : 0,3 g |
| Gesättigte Fettsäuren | : in Spuren |
| Cholesterin | : 0 mg |

## Jicama-Gurken-Salat mit Limonensaft und Chili
Deborah Madison
ergibt ungefähr 4½ Tassen (4–5 Portionen)

Mexikanische Salate enthalten immer Salz, aber auch ohne Salz schmecken sie gut. Dieser Salat wird als Vorspeise gereicht. Verwenden Sie möglichst frisches Chilipulver.

230 g Jicama-Wurzeln
340 g feste Salatgurke
abgeriebene Limonenschale
Saft von 2 Limonen
gehackte Korianderblätter
Korianderblätter oder Zitronenverbene (Kraut aus Südamerika)
Garnieren
rotes Chilipulver

Jicama-Wurzeln und Salatgurke putzen, waschen und in Würfel schneiden. Gemüsezutaten mit abgeriebener Limonenschale, Limonensaft und Korianderblättern mischen. Kurz vor dem Servieren mit Chilipulver abschmecken. Mit gehackten Korianderblättern oder Zitronenverbene garnieren.

| | |
|---|---|
| 1 Portion | : 1 Tasse |
| Kalorien | : 23 |
| Gesamtfett | : 0,1 g |
| Gesättigte Fettsäuren | : in Spuren |
| Cholesterin | : 0 mg |

## Waldorfsalat   Mary Carroll
ergibt 6 Tassen (6 Portionen)

1/2 Tasse »Italienisches Dressing« (Rezept s. S. 82)
2 EL Apfelsaftkonzentrat
2 EL Magermilchjoghurt
1 TL Currypulver
1/4 TL weißer Pfeffer
1/4 TL Kümmel, gemahlen
4 Tassen rote Delicious-Äpfel, ungeschält, in Stiften
1 Tasse Rosinen
1 Tasse Sellerieknolle, in Stiften
Salz
frisch gemahlener schwarzer Pfeffer
Kopfsalatblätter zum Garnieren

Für die Salatsoße Italienisches Dressing mit Apfelsaftkonzentrat, Magermilchjoghurt und Gewürzen verrühren. Apfelstifte, Rosinen und Selleriestifte untermengen und mit Salz und Pfeffer abschmecken. Den Waldorfsalat auf einem Salatbett anrichten.

| 1 Portion | : 1 Tasse |
|---|---|
| Kalorien | : 139 |
| Gesamtfett | : 0,7 g |
| Gesättigte Fettsäuren | : 0,1 g |
| Cholesterin | : in Spuren |

## Quinoa-Salat   DEBORAH MADISON
ergibt 2 Tassen (4 Portionen)

Quinoa wird aufgrund seines hohen wertvollen Eiweißgehaltes als »Wunder-Getreide« bezeichnet. Es ist leicht und delikat. Dieses Gericht kann warm oder kalt serviert werden.

2½ Tassen Wasser
1 Tasse Quinoa-Ganzkorn (im Reformhaus erhältlich)
4 getrocknete Aprikosen, fein gewürfelt
3 EL Johannisbeeren, gekocht und ausgedrückt
3 kleine Frühlingszwiebeln, in Ringen
¼ Tasse rote, grüne und gelbe Paprikaschoten, fein gewürfelt
1 Stange Sellerie, fein gewürfelt

**Für das Dressing:**
3 EL Quinoa-Kochwasser
abgeriebene Schale von einer Zitrone oder Limone
2 EL Zitronensaft oder Limonensaft
1 TL Orangenblütenwasser
1 EL Petersilie oder Koriandergrün, fein gehackt
½ TL Paprikapulver
¼ TL Kümmel, gemahlen
¼ TL Koriander, gemahlen
1 Prise Zimt
2 Prisen Cayennepfeffer

Wasser zum Kochen bringen und Quinoa hinzufügen. Zugedeckt bei schwacher Hitze 15 Minuten quellen lassen. Quinoa in einem Durchschlag gut abtropfen lassen. Die Flüssigkeit dabei in einem Gefäß auffangen. Quinoa in eine Schale füllen und mit Aprikosen, Johannisbeeren, Frühlingszwiebeln, Paprika und Sellerie vermischen.

Für das Dressing alle Zutaten miteinander verrühren und unter den noch warmen Quinoa-Salat heben.

| | |
|---|---|
| 1 Portion | : ¹/₂ Tasse |
| Kalorien | : 90 |
| Gesamtfett | : 1,1 g |
| Gesättigte Fettsäuren | : in Spuren |
| Cholesterin | : 0 mg |

## Tabboule  Mark Hall
ergibt 5 Tassen (5 Portionen)

Tabboule ist ein traditionelles Gericht aus dem Mittleren Osten. Allerdings wird in diesem Rezept kein Öl verwendet. Es kann als Salat oder als Dip, z. B. zu Pitabrot, zubereitet werden.

2³/₄ Tassen Wasser
1¹/₂ Tassen Bulgur
1 Tasse Tomaten, entkernt, fein gewürfelt
1 Tasse rote Zwiebeln, fein gewürfelt
1 TL frischer Knoblauch, gehackt
1 EL frische Petersilie, gehackt
2 EL frische Minze, gehackt
1¹/₂ TL Zitronensaft
Salz
frisch gemahlener schwarzer Pfeffer

Wasser zum Kochen bringen und Bulgur einrühren. Den Topf mit einem luftdicht abschließenden Deckel verschließen und 4 Stunden stehen lassen. Anschließend den Bulgur abschütten und gut abtropfen lassen. Mit den Gemüsezutaten und Kräutern mischen und mit Zitronensaft, Salz und Pfeffer abschmecken.

| 1 Portion | : 1 Tasse |
|---|---|
| Kalorien | : 102 |
| Gesamtfett | : 1,0 g |
| Gesättigte Fettsäuren | : 0,2 g |
| Cholesterin | : 0 mg |

## Reissalat mit Aprikosen und Johannisbeeren  MARK HALL
ergibt 3 Tassen (3 Portionen)

Dieser bunte Salat läßt durch die Aprikosen und Johannisbeeren einen leicht süßen Geschmack erwarten. Lassen Sie sich vom ungewöhnlichen Geschmack überraschen. Eigentlich ist dieser Salat eine Variation des Quinoa-Salates (S. 108). Servieren Sie ihn mit Zimmertemperatur oder leicht gekühlt.

1/4 Tasse ungekochter Wilder Reis
1/2 Tasse ungekochter Basmati-Reis
2 1/2 EL getrocknete Aprikosen, fein gewürfelt
1/3 Tasse Korinthen
1/3 Tasse rote Zwiebeln, fein gewürfelt
1/3 Tasse Schalotten oder Frühlingszwiebeln, fein gewürfelt
1/2 EL Orangensaft
1/2 TL Reisessig
1 TL abgeriebene Orangenschale
Salz
frisch gemahlener schwarzer Pfeffer

Den Wilden Reis und den Basmati-Reis nach Packungsvorschrift separat garen, jedoch ohne Zugabe von Salz und Butter. Den gekochten Reis mit den restlichen Salatzutaten mischen.

Für das Dressing Orangensaft, Reisweinessig, Pfeffer und abgeriebene Orangenschale verrühren und unter den Salat heben. Mit Salz und Pfeffer abschmecken.

| | |
|---|---|
| 1 Portion | : 1 Tasse |
| Kalorien | : 218 |
| Gesamtfett | : 0,2 g |
| Gesättigte Fettsäuren | : in Spuren |
| Cholesterin | : 0 mg |

## Fruchtiger Getreidesalat   Mollie Katzen
ergibt 10 Tassen (10 Portionen)

Dies ist ein einfacher, ungewöhnlich schmeckender Salat. Jedes Getreide – Weizenkörner, Gerste, brauner Reis – hat seine eigene Persönlichkeit, besonders wenn sie sorgfältig und korrekt zubereitet werden. Für den Salat möglichst frische Minze verwenden.

Die Getreide müssen separat gekocht werden. Dies ist zwar sehr aufwendig, läßt sich jedoch schon 1 bis 2 Tage vorher gut vorbereiten. Mit Ausnahme der Früchte, die erst kurz vor dem Servieren zugefügt werden, läßt sich dieser Salat gut aufbewahren. Als Mittagsmahlzeit oder kleinen Snack verzehren.

1 Tasse ungekochte Weizenkörner
1 Tasse ungekochte Gerstengraupen
1 Tasse ungekochter brauner Rundkornreis
3 EL Apfelessig
1 EL Zitronensaft
½ TL Salz
1½ Tassen helle Rosinen

¾ Tasse frischer Schnittlauch oder Frühlingszwiebeln, gehackt
6–7 große, frische Minzblätter, gehackt oder 1–2 TL getrocknete Minze
4–5 reife, gleich große, rote Pflaumen, in Scheiben
1–2 saure, grüne Äpfel, in Scheiben (wahlweise zusammen mit den Pflaumen oder anstelle der Pflaumen)

Weizenkörner 30 Minuten lang einweichen. Währenddessen die Gerste mehrmals spülen, bis das Spülwasser klar ist. Mit 2½ Tassen Wasser in einem Topf zum Kochen bringen und etwa 30 Minuten weichkochen lassen.

Den Reis in 1¾ Tassen Wasser garen. Das dauert 35 Minuten.

Die Weizenkörner abtropfen lassen und mit 2½ Tassen Wasser zum Kochen bringen. Etwa 1 bis 1¼ Stunden garen. Falls notwendig, zwischendurch etwas Wasser zufügen.

Die gegarten Getreide in einer großen Schüssel mischen. Alle übrigen Zutaten (mit Ausnahme der Pflaumen und/oder Äpfel) dazugeben. Den Salat zugedeckt für 3 Tage kühl stellen. Kurz vor dem Servieren Pflaumen und/oder Äpfel unterheben.

| | |
|---|---|
| 1 Portion | : 1 Tasse |
| Kalorien | : 260 |
| Gesamtfett | : 1,2 g |
| Gesättigte Fettsäuren | : 0,1 g |
| Cholesterin | : 0 mg |

## Nudeln Primavera mit Dijon-Vinaigrette

Judy Talbott

ergibt 8¼ Tassen (6–8 Portionen)

Dieser farbenprächtige Salat schmeckt am besten, wenn Sie ihn warm oder heiß servieren. Der pikante Geschmack des Dressings harmoniert mit gedünstetem

Gemüse und Nudeln. Dieses Rezept kann problemlos auf 4 Portionen halbiert werden.

450 g Makkaroni, gekocht
³/₄ Tasse Möhren, fein gewürfelt
2 Tassen grüne Zwiebeln, fein gewürfelt
¹/₂ Tasse Sellerie, fein gewürfelt
2 große Tomaten, entkernt, gewürfelt
4–5 EL Dijon-Vinaigrette (Zutaten s. weiter unten)
1 Tasse »Italienisches Dressing« (Rezept s. S. 82)
2 EL Basilikum, gehackt
Balsamico-Essig
Salz
frisch gemahlener schwarzer Pfeffer

**Dijon-Vinaigrette:**
ergibt ³/₄ Tasse

4 EL ölfreier Dijon-Senf
3 EL Rotweinessig
1 EL Weißweinessig
¹/₄–¹/₂ TL Salz
2 Knoblauchzehen, gehackt
¹/₂ TL Basilikum, getrocknet
¹/₈ TL frisch gemahlener schwarzer Pfeffer
2 Tropfen Tabascosoße
1 EL Zwiebeln, gerieben
3 EL weicher Tofu

Für die Dijon-Vinaigrette alle Zutaten vermischen und für mehrere Tage kühl stellen. Vor dem Anrichten nochmals gut durchrühren.

Möhren 1–2 Minuten dämpfen und mit Makkaroni, Zwiebeln, Sellerie und Tomaten und der Dijon-Vinaigrette mischen. Italienisches Dressing und frisches Basilikum zufügen. Abschließend mit Balsamico-Essig, Salz und frisch gemahlenem schwarzem Pfeffer abschmecken.

**Nudeln Primavera mit Dijon-Vinaigrette:**
| | |
|---|---|
| 1 Portion | : 1 Tasse |
| Kalorien | : 245 |
| Gesamtfett | : 0,6 g |
| Gesättigte Fettsäuren | : in Spuren |
| Cholesterin | : 0 mg |

**Dijon-Vinaigrette:**
| | |
|---|---|
| 1 Portion | : 2 Eßlöffel |
| Kalorien | : 16 |
| Gesamtfett | : 0,8 g |
| Gesättigte Fettsäuren | : in Spuren |
| Cholesterin | : 0 mg |

## Weißer Bohnensalat      Mark Hall
ergibt 4 Tassen (8 Portionen)

Die Kombination von aromatischen Kräutern und Gewürzen macht diesen Salat so reizvoll.

1 Tasse weiße, getrocknete Bohnen
8¹/₄ Tassen Wasser
5 Lorbeerblätter
1 EL Salbei, getrocknet
¹/₄ Tasse Möhren, fein gewürfelt
¹/₄ Tasse Sellerie, fein gewürfelt
¹/₃ Tasse Tomaten, entkernt, gewürfelt
1 Tasse frische Petersilie, gehackt
¹/₈ TL frisch gemahlener schwarzer Pfeffer
¹/₈ TL Salz
gehackte Petersilie nach Wahl
Salat nach Wahl

**Dressing:**
1 EL Dijon-Senf
1½ TL frischer Knoblauch, gehackt
2½ EL Zitronensaft
½ TL Salz
½ TL frisch gemahlener schwarzer Pfeffer

Bohnenkerne waschen und über Nacht in Wasser einweichen. Abtropfen lassen und mit 8¼ Tassen Wasser, Lorbeerblättern und Salbei zum Kochen bringen. In zirka 40 Minuten garen.
    Während die Bohnen kochen, alle Zutaten für das Dressing mischen.
    Gekochte Bohnen abschütten, die Lorbeerblätter entfernen und mit dem kleingeschnittenen rohen Gemüse sowie dem Dressing vermischen. Mit frisch gehackter Petersilie bestreuen und auf einem Salatbett anrichten.

| | |
|---|---|
| 1 Portion | : ½ Tasse |
| Kalorien | : 89 |
| Gesamtfett | : 0,5 g |
| Gesättigte Fettsäuren | : 0,1 g |
| Cholesterin | : 0 mg |

## Französischer Linsensalat     Mark Hall
ergibt 5 Tassen (5 Portionen)

Diese sehr kleinen französischen Linsen geben dem Salat einen delikaten Geschmack. Mit Zimmertemperatur oder leicht gekühlt servieren.

1½ Tassen getrocknete französische Linsen oder 3 Tassen gekochte Linsen
6 Tassen Wasser
3 Lorbeerblätter

½ Tasse Möhren, fein gewürfelt
½ Tasse Sellerie, fein gewürfelt
½ Tasse Tomaten, entkernt, fein gewürfelt
½ Tasse Zwiebeln, fein gewürfelt
2 EL gehackte Petersilie oder frischer Thymian, Salbei oder Majoran
⅛ Tasse Sherryessig
1 TL Knoblauch, gehackt
Salz
¼ TL frisch gemahlener schwarzer Pfeffer

Bei Verwendung von getrockneten Linsen diese waschen und für 15–20 Minuten mit den Lorbeerblättern in 6 Tassen Wasser kochen. Nicht übergaren, sonst zerfallen sie. Die gekochten Linsen abschütten, abtropfen lassen und mit den Gemüsen und der Petersilie (oder mit anderen frischen Kräutern) mischen. Mit Sherryessig und Knoblauch würzen und mit Salz und Pfeffer abschmecken.

| 1 Portion | : 1 Tasse |
|---|---|
| Kalorien | : 204 |
| Gesamtfett | : 0,7 g |
| Gesättigte Fettsäuren | : 0,1 g |
| Cholesterin | : 0 mg |

## Baby-Limabohnen-Salat   Mark Hall
ergibt 3 Tassen (3 Portionen)

Die Limabohnen machen diesen Salat so ungewöhnlich. Servieren Sie ihn auf einem Salatbett.

1 Tasse getrocknete Baby-Limabohnen
4 Tassen Wasser
4 Lorbeerblätter
1 TL Thymian, getrocknet
1 TL Salbei, getrocknet
½ Tasse Tomaten, fein gewürfelt

½ Tasse Sellerie, fein gewürfelt
1 TL frische Petersilie, gehackt
1 EL Rotweinessig
½ TL Knoblauch, gehackt
½ TL Salz
¼ TL frisch gemahlener schwarzer Pfeffer

Limabohnen waschen und über Nacht in 4 Tassen Wasser einweichen. In dem Einweichwasser mit Lorbeerblättern, Thymian und Salbei etwa 30–40 Minuten oder so lange kochen, bis die Bohnen weich sind. Sie sollen jedoch nicht zerfallen. Lorbeerblätter entfernen und die Bohnen abschütten und abtropfen lassen. Anschließend mit Tomaten, Sellerie, Petersilie, Essig und Knoblauch mischen. Mit Salz und Pfeffer abschmecken.

| 1 Portion | : 1 Tasse |
|---|---|
| Kalorien | : 232 |
| Gesamtfett | : 1,0 g |
| Gesättigte Fettsäuren | : 0,2 g |
| Cholesterin | : 0 mg |

## Schwarzer Bohnensalat            MARK HALL
ergibt 4 Tassen (4 Portionen)

Das Rot der Paprika und der Zwiebeln bildet einen schönen Kontrast zu den schwarzen Bohnen.

1 Tasse getrocknete schwarze Bohnen
5 Tassen Wasser
3 Lorbeerblätter
1 Tasse rote Zwiebeln, fein gewürfelt
1 Tasse rote Paprikaschoten, fein gewürfelt
2 EL frisches Koriandergrün, gehackt
½ TL Kümmel, gemahlen
1–2 EL Reisessig
½ TL Cayennepfeffer

1 TL Knoblauch, gehackt
Salz
¼ TL frisch gemahlener schwarzer Pfeffer

Bohnen über Nacht in Wasser einweichen. Am nächsten Tag abschütten und nochmals abspülen. Die Bohnen mit 5 Tassen Wasser und den Lorbeerblättern zum Kochen bringen und bei milder Hitze 40–45 Minuten garen. Anschließend abschütten und die Lorbeerblätter entfernen. Gemüsezutaten mit den Bohnen mischen. Kräuter, Essig und Gewürze zufügen und zum Schluß mit Salz und Pfeffer abschmecken.

| | |
|---|---|
| 1 Portion | : 1 Tasse |
| Kalorien | : 139 |
| Gesamtfett | : 0,8 g |
| Gesättigte Fettsäuren | : 0,1 g |
| Cholesterin | : 0 mg |

## Sunomono
## (Japanischer Nudel-Gurken-Salat)
ergibt 4 Tassen (4 Portionen)  MOLLIE KATZEN

Dieser feine Salat ist sehr erfrischend und läßt sich (mit Ausnahme der Gurken, die separat zubereitet und aufbewahrt werden) einige Tage vorher gut vorbereiten.

150–170 g Fadennudeln
6 EL Reisessig
4 TL Zucker
2 TL Sojasoße
1 TL Salz
1 mittelgroße Salatgurke
1 EL Frühlingszwiebelgrün, in feinen Ringen (nach Wahl)
1½ TL Sesamsamen zum Garnieren (nach Wahl)

Nudeln garen, abschütten und in kaltem Wasser spülen. Gut abtropfen lassen und in eine Schale füllen. Essig, Zucker, Sojasoße und Salz verrühren und zu den Nudeln geben. Gut vermischen und kühl stellen.

Salatgurke schälen, Kerne entfernen und der Länge nach vierteln. Die Viertel wiederum in dünne Stückchen schneiden. Wird der Salat nicht sofort zubereitet, so können Sie die Gurkenstückchen in einer Plastiktüte oder -folie im Kühlschrank aufbewahren.

Nudeln in vier Portionen teilen, auf jede eine Handvoll Gurkenstückchen verteilen und, falls gewünscht, mit Frühlingszwiebelgrün und etwas Sesamsamen garnieren. Den Salat gekühlt servieren.

| | |
|---|---|
| 1 Portion | : 1 Tasse |
| Kalorien | : 201 |
| Gesamtfett | : 1,9 g |
| Gesättigte Fettsäuren | : 0,3 g |
| Cholesterin | : 0 mg |

## Salsa Picante  Mary Carroll
ergibt 1½ Tassen (6 Portionen)

Diese würzige Salsa hat die Konsistenz einer Soße und paßt sehr gut zu mexikanischen Gerichten.

1½ EL Zwiebeln, gehackt
3 Knoblauchzehen, gehackt
2½ EL trockener Rotwein
½ TL frische Rosmarinblätter, gemahlen
5 kleine Tomaten, entkernt und püriert oder 3 Tassen kleingeschnittene Tomaten
2½ EL grüne Paprikaschote, kleingeschnitten
1 EL frisches Koriandergrün, gehackt
1 EL frische Petersilie, gehackt
¼ TL Koriander, gemahlen

¼ TL Chilipulver
¼ TL Kümmel, gemahlen
⅛ TL Cayennepfeffer
1 Prise Zimt
2 EL Zitronensaft, frisch gepreßt
frisch gemahlener schwarzer Pfeffer
Salz

Zwiebeln, Knoblauch und Wein in einem kleinen Topf für 5 Minuten stark erhitzen. Übrige Zutaten zufügen. Damit diese Soße nicht zu scharf wird, von dem Cayennepfeffer zunächst nur die Hälfte der angegebenen Menge nehmen und evtl. nachwürzen. Die Salsa Picante über Nacht im Kühlschrank kühl stellen. Mit Zimmertemperatur servieren.

| | |
|---|---|
| 1 Portion | : ¼ Tasse oder 4 Eßlöffel |
| Kalorien | : 26 |
| Gesamtfett | : 0,3 g |
| Gesättigte Fettsäuren | : in Spuren |
| Cholesterin | : 0 mg |

## Apfel-Chutney   MARY CARROLL
ergibt 2 Tassen (16 Portionen)

Das Apfel-Chutney paßt sehr gut zu Curry- und Reisgerichten.

4 säuerliche Äpfel, ungeschält, kleingeschnitten
2 reife Birnen, ungeschält, kleingeschnitten
2 Knoblauchzehen, gehackt
4 TL frischer Ingwer, gerieben
½ Tasse Orangensaft, frisch gepreßt
je 1 TL Gewürznelkenpulver, Zimt und Kardamom
⅔ Tasse Apfelessig
1 Tasse Apfelsaftkonzentrat
⅛ TL Cayennepfeffer

Alle Zutaten in einen Topf geben und zugedeckt bei mittlerer Hitze 20 Minuten kochen lassen. Das Chutney vom Herd nehmen und über Nacht abkühlen lassen, damit es eindickt.

| | |
|---|---|
| 1 Portion | : 2 Eßlöffel |
| Kalorien | : 65 |
| Gesamtfett | : 0,3 g |
| Gesättigte Fettsäuren | : in Spuren |
| Cholesterin | : 0 mg |

# Gemüsebeilagen

Die nachfolgenden einfachen Gemüsegerichte können als Beilage zu Getreide-, Bohnen- oder Tofugerichten serviert werden. Ein leichtes Mittag- oder Abendessen läßt sich auch einmal nur aus der Kombination verschiedener Gemüsebeilagen bereiten, wie z. B. »Gedünstete Pilze mit Kräutern« zusammen mit »Gebackenen Kartoffeln« oder »Yamswurzeln mit Ingwer und getrockneten Aprikosen« zusammen mit »Broccoli mit Zitronensoße«.

Darüber hinaus sollte vor allem frisches Gemüse der Saison gewählt werden, das keinerlei komplizierter Zubereitungsarten bedarf. Lediglich gedünstet bzw. gedämpft und eventuell mit etwas Zitronensaft und frisch gemahlenem Pfeffer gewürzt, ist der Geschmack frischer Gemüse nicht zu überbieten.

## Zwiebel-Eingemachtes mit Crôutons
ergibt 3 Tassen (16 Portionen) MARK HALL

Für dieses Rezept können Sie auch verschiedene Sorten Rotweinessig zu gleichen Teilen verwenden. Der Balsamico-Essig ist eine milde, süße Variante, also nicht ganz so sauer.

1 französisches Baguette aus Sauerteig, ei- und ölfrei
6 Tassen rote Zwiebeln, in feinen Ringen
2 TL Knoblauch, gehackt
1 TL Thymian, getrocknet
1 TL Majoran, getrocknet
½ Tasse halbtrockener Rotwein
¼ Tasse Balsamico-Essig
½ TL Salz

Backofen auf 180° C vorheizen. Baguette in gleichmäßig große Scheiben (0,5–1,0 cm dick) schneiden, auf ein Backblech geben und zirka 10 Minuten backen, bis die Brotscheiben vollständig trocken sind.

Für das Zwiebel-Eingemachte alle Zutaten in einem Topf vermischen und bei schwacher Hitze eine Stunde kochen lassen. Dabei gelegentlich umrühren, damit die Flüssigkeit verdampfen kann.

Auf jedes Crôuton 1½ Eßlöffel Zwiebel-Eingemachtes geben und servieren.

| | |
|---|---|
| 1 Portion | : 2 Crôutons |
| Kalorien | : 56 |
| Gesamtfett | : 0,5 g |
| Gesättigte Fettsäuren | : 0,1 g |
| Cholesterin | : 0 mg |

## Yamswurzeln mit Ingwer und getrockneten Aprikosen    Deborah Madison
ergibt 3 Tassen (3 Portionen)

Frischer Ingwer ist im Geschmack milder als getrockneter. Dennoch sollte man dieses Gewürz sparsam verwenden.

1 große Yamswurzel (350–450 g)
6 getrocknete Aprikosen, in Vierteln
1 kleines Stück frischer Ingwer, fein gewürfelt
1½ Tassen Wasser

Die äußere Rinde der Yamswurzel entfernen und die Wurzel in 1 cm dicke Scheiben schneiden. Diese vierteln, bei größeren Scheiben in Sechstel schneiden. Zusammen mit den übrigen Zutaten in einen Topf geben, zum Kochen bringen und zugedeckt ½ Stunde dünsten lassen. Falls notwendig, nach und nach etwas

Flüssigkeit zufügen und weitere 20 Minuten garen. Abschließend die Flüssigkeit bis auf eine geringe Menge verdampfen lassen.

**Variation:**
Die Yamswurzel-Aprikosen-Mischung im Mixer pürieren.

| | |
|---|---|
| 1 Portion | : 1 Tasse |
| Kalorien | : 173 |
| Gesamtfett | : 0,3 g |
| Gesättigte Fettsäuren | : 0,1 g |
| Cholesterin | : 0 mg |

## Gedünstete Pilze mit Kräutern   MARK HALL
ergibt 2 Tassen (4 Portionen)

Die gedünsteten Pilze können in Tomatensoße eingerührt und zu Nudeln serviert werden.

450 g frische Pilze, in Scheiben
1/4 Tasse Rotwein
1 TL Knoblauch, gehackt
1/2 TL Thymian, getrocknet
1 TL Majoran, getrocknet
1/8 TL frisch gemahlener schwarzer Pfeffer
Salz

Pilze in Rotwein mit Knoblauch, Thymian und Majoran 5 Minuten dünsten. So lange weiterkochen, bis die Flüssigkeit vollständig eingekocht ist. Mit Pfeffer und Salz abschmecken.

| | |
|---|---|
| 1 Portion | : 1/2 Tasse |
| Kalorien | : 42 |
| Gesamtfett | : 0,3 g |
| Gesättigte Fettsäuren | : in Spuren |
| Cholesterin | : 0 mg |

# Pilzsoße
**CAROL CONNELL**
ergibt 2 Tassen (8 Portionen)

Durch das erdige, volle Aroma der Shiitake-Pilze erhält diese Soße den Geschmack und das Aussehen einer Bratensoße. Seitan ist ein Weizenprodukt.

1/2 Tasse heißes Wasser
1/2 Tasse getrocknete Shiitake-Pilze
1/4 Tasse Sherry oder trockener Weißwein
1/4 Tasse Apfelsaft
1/4 TL Thymian, getrocknet
1/8 TL frisch gemahlener schwarzer Pfeffer
1/8 TL Salbei, getrocknet
1/8 TL Oregano, getrocknet
1 Tasse Seitan, in dünnen Scheiben
Salz

Wasser zum Kochen bringen, Pilze hinzufügen und 30 Minuten dünsten lassen. Falls nötig, etwas mehr Wasser zugießen. Pilze abgießen und Kochflüssigkeit auffangen. Die Stiele der Pilze entfernen. Die Pilze zerkleinern und mit der Kochflüssigkeit und den übrigen Zutaten (mit Ausnahme von Seitan) in einen Mixer geben. Pürieren und durch ein Sieb passieren. Die Pilzsoße in einen Topf füllen, in Scheiben geschnittenen Seitan zufügen und 15 Minuten kochen lassen, bis der Alkohol verdunstet ist. Mit Salz abschmecken. Die warme Pilzsoße über Reis, Kartoffeln oder Gemüse servieren.

| | |
|---|---|
| 1 Portion | : 1/4 Tasse |
| Kalorien | : 119 |
| Gesamtfett | : 0,4 g |
| Gesättigte Fettsäuren | : in Spuren |
| Cholesterin | : 0 mg |

## Ratatouille
MARK HALL
ergibt 8 Tassen (8 Portionen)

Ratatouille ist ein klassisches französisches vegetarisches Schmorgericht. Alle Originalzutaten sind enthalten, mit Ausnahme von Olivenöl.

1 1/2 Tassen Zwiebeln, gewürfelt
1 EL Knoblauch, gehackt
1 EL Basilikum, getrocknet
1 EL Oregano, getrocknet
1/2 Tasse trockener Rotwein
5 1/2 Tassen Tomatenpüree
2 Tassen Pilze, in Scheiben
6 Tassen Auberginen, in Würfeln
je 1 Tasse grüne und rote Paprikaschoten, grob gewürfelt
1 1/4 Tassen Zucchini, in Scheiben (0,5 cm dick)
1/8 TL Cayennepfeffer
1/8 TL Salz
frisch gemahlener schwarzer Pfeffer

Zwiebeln mit Knoblauch, Basilikum und Oregano im Rotwein weich dünsten. Tomatenpüree und Pilze zugeben und zirka 10 Minuten mitschmoren lassen. Auberginen- und Paprikawürfel hinzufügen und garen. Zum Schluß die Zucchinischeiben zugeben. Das Ratatouille nicht übergaren. Es wird sonst matschig und verliert an Farbe. Abschließend mit Cayennepfeffer, Salz und schwarzem Pfeffer abschmecken.

| | |
|---|---|
| 1 Portion | : 1 Tasse |
| Kalorien | : 125 |
| Gesamtfett | : 0,1 g |
| Gesättigte Fettsäuren | : in Spuren |
| Cholesterin | : 0 mg |

## Gebackene Kartoffeln  Carol Connell
ergibt 5 Tassen (5 Portionen)

Obwohl dieses Gericht eine sahnige Konsistenz hat, ist kein Milchprodukt enthalten. Dafür sorgt vielmehr der Amasake, ein alkoholfreies fermentiertes Reisgetränk, welches mit Sahne vergleichbar ist.

4 große rostbraune Kartoffeln, ungeschält
2 große Zwiebeln, in feinen Ringen
1 TL frischer Rosmarin, gehackt
1 TL frischer Thymian, gehackt
1/8 TL Salz
frisch gemahlener schwarzer Pfeffer
3 Tassen Amasake
Paprikapulver

Backofen auf 180°C vorheizen, Kartoffeln in 0,5 cm dicke Scheiben schneiden und in eine beschichtete Backform oder in eine dünn mit Öl ausgepinselte Backform legen. Die Kartoffelscheiben mit frischen Kräutern, Salz und Pfeffer bestreuen. Amasake darüber gießen und mit Paprikapulver bestäuben. Mit einer Folie abdecken und 45 Minuten backen lassen. Ohne Folie nochmals weitere 20 Minuten backen lassen, bis die Kartoffeln braun und knusprig sind.

| | |
|---|---|
| 1 Portion | : 1 Tasse |
| Kalorien | : 255 |
| Gesamtfett | : 1,0 g |
| Gesättigte Fettsäuren | : 0,1 g |
| Cholesterin | : 0 mg |

## Yamswurzeln mit Zitrone  Mark Hall
ergibt 3 Tassen (3 Portionen)

Die Yamswurzel ist eine kartoffelähnliche tropische Nutzpflanze. Es gibt sehr viele Arten, wie z. B. die scharfschmeckenden Wurzeln aus Afrika oder der Karibik. Im Gegensatz dazu wird in diesem Rezept eine Sorte verwendet, die an den Geschmack von süßen Kartoffeln erinnert.

3 Tassen Yamswurzeln, geschält, gewürfelt
1 EL Zitronensaft, frisch gepreßt
1 EL frische Petersilie, gehackt
Salz
frisch gemahlener schwarzer Pfeffer

Backofen auf 190° C vorheizen. Yamswurzeln in eine Kasserolle geben und etwas Wasser zugießen, so daß nur der Boden bedeckt ist. Zugedeckt 45 bis 50 Minuten backen lassen. Zitronensaft und Petersilie zufügen. Mit Salz und Pfeffer abschmecken und servieren.

| | |
|---|---|
| 1 Portion | : 1 Tasse |
| Kalorien | : 178 |
| Gesamtfett | : 0,3 g |
| Gesättigte Fettsäuren | : 0,1 g |
| Cholesterin | : 0 mg |

## Broccoli mit Honig-Senfsoße  Mark Hall
ergibt 2 Tassen (4 Portionen)

Diese Soße können Sie auch zu anderen gedämpften Gemüsesorten, wie z. B. Blumenkohl, Kürbis, Zucchini oder Spinat, reichen.

2 Tassen Broccoliröschen
7 EL Wasser
1/4 Tasse Dijon-Senf
7 EL Honig
1/4 TL frisch gemahlener schwarzer Pfeffer

Broccoliröschen blanchieren oder dämpfen. Für die Soße Wasser mit Senf, Honig und Pfeffer verrühren. 1/2 Tasse Soße mit dem Broccoli mischen und servieren.

| | |
|---|---|
| 1 Portion | : 1/2 Tasse Broccoli und 2 EL Soße |
| Kalorien | : 112 |
| Gesamtfett | : 0,7 g |
| Gesättigte Fettsäuren | : 0,1 g |
| Cholesterin | : 0 mg |

**Honig-Senfsoße:**

| | |
|---|---|
| 1 Portion | : 2 Eßlöffel |
| Kalorien | : 89 |
| Gesamtfett | : 0,5 g |
| Gesättigte Fettsäuren | : in Spuren |
| Cholesterin | : 0 mg |

## Grünkohl mit Zitrone   Mark Hall
ergibt 2 2/3 Tassen (2–3 Portionen)

Auf die gleiche Weise kann auch Spinat zubereitet werden.

4 Tassen frischer Grünkohl, kleingeschnitten (ca. 300 g)
1/2 TL Knoblauch, gehackt
1/4 TL Zitronensaft, frisch gepreßt
Salz
frisch gemahlener schwarzer Pfeffer

Grünkohl dämpfen. Knoblauch und Zitronensaft hinzufügen und mit Salz und Pfeffer abschmecken.

| | |
|---|---|
| 1 Portion | : 1 Tasse |
| Kalorien | : 58 |
| Gesamtfett | : 0,8 g |
| Gesättigte Fettsäuren | : 0,2 g |
| Cholesterin | : 0 mg |

### **Broccoli mit Zitronensoße**  MARK HALL
ergibt 2 Tassen (2 Portionen)

Die Zitronensoße paßt ebenso gut zu Blumenkohl, Kürbis oder Zucchini.

1 EL Maismehl
2 EL kaltes Wasser
1/2 Tasse Wasser
2 EL Zitronensaft, frisch gepreßt
2 EL Dijon-Senf
4 Tassen Broccoliröschen

Maismehl mit 2 EL kaltem Wasser gut verrühren. 1/2 Tasse Wasser mit Zitronensaft und Senf verrühren und in einem Topf erhitzen. Die Flüssigkeit mit dem angerührten Maismehl binden. Falls gewünscht, etwas mehr Zitronensaft hinzufügen. Broccoli blanchieren oder dämpfen und mit der Zitronensoße übergießen.

| | |
|---|---|
| 1 Portion | : 1 Tasse |
| Kalorien | : 71 |
| Gesamtfett | : 0,8 g |
| Gesättigte Fettsäuren | : in Spuren |
| Cholesterin | : 0 mg |

## Rosenkohl mit Ahornsirup     Mark Hall
ergibt 3 Tassen (3 Portionen)

Die Süße des Ahornsirups gibt diesem Gericht eine ungewöhnliche, elegante Note.

3 Tassen Rosenkohl
¼ Tasse Ahornsirup
Salz
frisch gemahlener schwarzer Pfeffer

Rosenkohl von evtl. welken oder schlechten äußeren Blättern befreien, waschen, Strünke abschneiden und Kohlrosen in Hälften schneiden. In kochendem Wasser 15 bis 20 Minuten garen lassen. Rosenkohl abgießen und mit dem Ahornsirup vermischen. Mit Salz und Pfeffer abschmecken.

| | |
|---|---|
| 1 Portion | : 1 Tasse |
| Kalorien | : 128 |
| Gesamtfett | : 0,8 g |
| Gesättigte Fettsäuren | : 0,2 g |
| Cholesterin | : 0 mg |

## Butternußkürbis mit braunem Zucker
ergibt 5 Tassen (5 Portionen)     Mark Hall

1250 g Butternußkürbis
½ Tasse brauner Zucker
Wasser

Kürbis schälen, Kerne entfernen und in Würfel schneiden. Kürbiswürfel in einer zugedeckten Kasserolle mit wenig Wasser und 3 Eßlöffel braunem Zucker 30 bis 40 Minuten bei 190° C im Backofen garen. Mit dem restlichen Zucker bestreut servieren.

| | |
|---|---|
| 1 Portion | : 1 Tasse |
| Kalorien | : 123 |
| Gesamtfett | : 0,2 g |
| Gesättigte Fettsäuren | : in Spuren |
| Cholesterin | : 0 mg |

## Rotkohl mit Äpfeln   MARK HALL
ergibt 3 Tassen (6 Portionen)

Dieses Gericht erhält erst seinen vollen Geschmack, wenn Sie es einige Stunden gut durchziehen lassen.

2½ Tassen Rotkohl, gehobelt
1 großer Apfel, geschält, in Scheiben
3 EL trockener Rotwein
1 EL Balsamico-Essig
1 EL Rotweinessig
1 Lorbeerblatt
¼ TL Salz

Rotkohl mit Apfelscheiben, Rotwein, Essig und Lorbeerblatt in einen Kochtopf geben. Gut umrühren und bei schwacher Hitze 20 bis 30 Minuten garen. Anschließend das Lorbeerblatt entfernen und mit Salz abschmecken.

**Variation:**
½ Tasse Zwiebelringe und zusätzlich 1 Eßlöffel Balsamico-Essig hinzufügen.

| | |
|---|---|
| 1 Portion | : ½ Tasse |
| Kalorien | : 33 |
| Gesamtfett | : 0,1 g |
| Gesättigte Fettsäuren | : in Spuren |
| Cholesterin | : 0 mg |

## Zucchini-Pilz-Gemüse mit
## Ancho-Chili-Soße
MARK HALL
ergibt 2½ Tassen (2–3 Portionen)

Damit das Gemüse nicht zu scharf wird, die Ancho-Chili-Soße nach und nach zugeben.

2 Tassen Pilze, in Scheiben
1 TL Knoblauch, gehackt
¼ TL schwarzer Pfeffer
2 TL Oregano, getrocknet
¼ Tasse trockener Weißwein
2½ Tassen Zucchini, in dünnen Scheiben
2 TL »Ancho-Chili-Püree« (Rezept s. S. 170)

Pilze mit Knoblauch, Pfeffer und Oregano in dem Weißwein dünsten. Zucchinischeiben zu den gegarten Pilzen geben und bißfest garen. Das Chili-Püree zugießen und 5 bis 10 Minuten lang miterwärmen.

| 1 Portion | : 1 Tasse |
|---|---|
| Kalorien | : 56 |
| Gesamtfett | : 0,5 g |
| Gesättigte Fettsäuren | : in Spuren |
| Cholesterin | : 0 mg |

## Zucchini-Pfannkuchen
NORMA LEONARDOS
ergibt 15 Pfannkuchen von 10 cm Durchmesser
(5 Portionen)

Servieren Sie die Zucchini-Pfannkuchen mit Tomatensoße und frischem Basilikum oder mit Salsa und frischem Koriandergrün. Diese Pfannkuchen können auch kalt gegessen werden.

3 Tassen Zucchini, in kleinen Würfeln oder feinen Streifen
1 Tasse Allzweckmehl
3 EL getrocknete Zwiebeln
1 TL Dill oder Estragon, getrocknet
2 Tassen Wasser
Salz

Alle Zutaten zu einem Teig verarbeiten. Sollte der Pfannkuchenteig zu dick sein, kann etwas mehr Wasser hinzugefügt werden. Die Pfannkuchen in einer beschichteten Pfanne (evtl. ganz dünn mit Öl ausgepinselt) von beiden Seiten hellbraun backen.

| | |
|---|---|
| 1 Portion | : 3 Pfannkuchen |
| Kalorien | : 120 |
| Gesamtfett | : 0,4 g |
| Gesättigte Fettsäuren | : in Spuren |
| Cholesterin | : 0 mg |

## Planten-Pfannkuchen mit roter Chilisoße
ergibt 15 Pfannkuchen von 13 cm Durchmesser
(5 Portionen)                               SHIRLEY BROWN

Diesen Pfannkuchen können Sie auch ohne Soße, dafür mit Früchten und Joghurt zum Frühstück verzehren oder mittags mit einem knackigen Salat.

**Pfannkuchen:**

3 mittelgroße reife Planten (Kochbananen)
¾ Tasse Weizenvollkorn-Kuchenmehl
¾ Tasse ungebleichtes Allzweckmehl
2 TL Backpulver
1 TL Backsoda
½ TL Salz
1½ Tassen Magermilch

1 EL Apfelsaftkonzentrat
2 Eiweiß
Koriandergrün, Petersilie oder Frühlingszwiebeln zum Garnieren

Bananen schälen, kleinschneiden und 30 Minuten dämpfen oder in einem Schnellkochtopf 8 Minuten garen und anschließend zerdrücken. Dies sollte eine Menge von 1¼ Tassen ergeben.
Mehl mit Backpulver, Backsoda und Salz vermischen. Magermilch mit Apfelsaftkonzentrat und Eiweißen verrühren und zerdrückte Bananen hinzufügen. Anschließend das Mehlgemisch zugeben und zu einem Teig verrühren.
¼ Tasse Pfannkuchenteig in eine beschichtete Pfanne geben und auf dem Pfannenboden verteilen. Bei schwacher Hitze von beiden Seiten hellbraun backen.

**Rote Chilisoße:**
6 Schalotten, gehackt
1 TL getrockneter Thymian oder 1 Zweig frischer Thymian
¼ Tasse trockener Weißwein
¾ große rote Paprikaschote, kleingeschnitten
2 EL Tomatenpüree
½ Tasse Gemüsebrühe
1 TL Chilischote, gehackt
2 EL Magermilch
Salz
frisch gemahlener schwarzer Pfeffer

Schalotten mit dem Thymian in Weißwein dünsten. Zerkleinerten Paprika, Tomatenpüree und Gemüsebrühe hinzufügen und den Paprika weich dünsten. Falls verwendet, nach dem Garen den Thymianzweig entfernen. Die Brühe mit dem Chili im Mixer pürieren. Anschließend durch ein Sieb in einen Kochtopf passieren. Milch zugießen und die Soße 3–5 Minuten köcheln lassen. Mit Salz und Pfeffer abschmecken.

Chilisoße auf die Pfannkuchen geben und mit frischen Kräutern garnieren.

| | |
|---|---|
| 1 Portion | : 3 Pfannkuchen |
| Kalorien | : 222 |
| Gesamtfett | : 0,9 g |
| Gesättigte Fettsäuren | : 0,2 g |
| Cholesterin | : 1 mg |
| Natrium | : 213 mg |

**Rote Chilisoße:**

| | |
|---|---|
| 1 Portion | : 2 Eßlöffel |
| Kalorien | : 17 |
| Gesamtfett | : in Spuren |
| Gesättigte Fettsäuren | : in Spuren |
| Cholesterin | : in Spuren |

## Broccoli mit Teriyaki-Soße     MARK HALL
ergibt 5 Tassen (5 Portionen)

Aufgrund der in diesem Rezept verwendeten Sojasoße ist der Natriumgehalt der Teriyakisoße sehr hoch (1031 mg pro ⅓ Tasse). Für Peronen mit Bluthochdruck oder Kochsalzempfindlichkeit ist dieses Gericht daher nicht geeignet. 1 Tasse Broccoli mit Soße enthält 222 mg Natrium.

5 Tassen Broccoliröschen

**Teriyakisoße:**
2 TL Pfeilwurzelmehl
½ Tasse Wasser
2 EL Sojasoße
½ TL Knoblauch, gehackt
1 EL frischer Ingwer, gehackt
2 EL Honig
Prise frisch gemahlener schwarzer Pfeffer

Broccoli blanchieren und anschließend in kaltem Wasser abschrecken. Abtropfen lassen und beiseite stellen. Für die Teriyakisoße Pfeilwurzelmehl mit 2 Eßlöffeln kaltem Wasser verrühren. Restliches Wasser mit Sojasoße, Knoblauch und Ingwer erhitzen. Anschließend den Honig in der Flüssigkeit auflösen. Angerührtes Pfeilwurzelmehl und 1 Prise schwarzen Pfeffer zugeben und die Flüssigkeit binden. $^1/_3$ Tasse der Teriyakisoße mit dem Broccoli mischen und servieren. Die restliche Menge Soße ($^1/_3$ Tasse) kühl stellen. Sie können diese zu anderen gedämpften oder pfannengerührten Gemüsen reichen.

| | |
|---|---|
| 1 Portion | : 1 Tasse Broccoli |
| Kalorien | : 64 |
| Gesamtfett | : 0,4 g |
| Gesättigte Fettsäuren | : in Spuren |
| Cholesterin | : 0 mg |

**Teriyakisoße:**

| | |
|---|---|
| $^1/_3$ Tasse | : 91 Kalorien |
| Gesamtfett | : 0,1 g |
| Gesättigte Fettsäuren | : in Spuren |
| Cholesterin | : 0 mg |

**Kartoffelpfannkuchen**     PHYLLIS GINSBERG
ergibt 2$^2/_3$ Tassen (4 Portionen)

2 Eiweiß, geschlagen
1$^1/_2$ Tassen Zwiebeln, gehackt
2 EL ungebleichtes Allzweckmehl
1 TL Salz
$^1/_2$ TL frisch gemahlener schwarzer Pfeffer
etwa 570 g Kartoffeln, geschält
Apfelsoße

Backofen auf 230° C vorheizen. Ein Backblech dünn mit Öl auspinseln.

Eiweiß, Zwiebeln, Mehl, Salz und Pfeffer bereitstellen. Kartoffeln reiben (ergibt 3 Tassen), sich bildende Flüssigkeit abschütten und die Kartoffeln sofort mit den anderen Zutaten zu einem Teig verarbeiten. Aus dem Kartoffelteig flache Pfannkuchen formen und auf das Backblech legen. Etwa 14 Minuten backen lassen, die Pfannkuchen umdrehen und weitere 2 Minuten goldbraun backen. Mit Apfelsoße servieren.

| | |
|---|---|
| 1 Portion | : 2 Pfannkuchen |
| Kalorien | : 150 |
| Gesamtfett | : 0,3 g |
| Gesättigte Fettsäuren | : in Spuren |
| Cholesterin | : 0 mg |

## Rote-Beten-Gemüse mit Orangensaft und Dill     Mark Hall
ergibt 1 1/2 Tassen (3 Portionen)

Orangensaft und Dill machen diese Gemüsebeilage zu einem erfrischenden Gericht. Es wird gekühlt serviert.

5 mittelgroße rote Beten (ca. 680 g)
1/4 Tasse Orangensaft
1/2 TL abgeriebene Orangenschale
1 TL frischer Dill, gehackt

Rote Beten mit wenig Wasser in eine abgedeckte Kasserolle geben. Bei 190° C etwa 1 Stunde im Backofen garen lassen. Rote Beten schälen und in Scheiben oder Würfel schneiden. Mit Orangensaft, abgeriebener Orangenschale und gehacktem Dill mischen und kühl stellen.

| 1 Portion | : ½ Tasse |
|---|---|
| Kalorien | : 104 |
| Gesamtfett | : in Spuren |
| Gesättigte Fettsäuren | : in Spuren |
| Cholesterin | : 0 mg |

## Geröstete Kartoffeln  MARK HALL
ergibt 3 Tassen (3 Portionen)

Nach dem Backen sollten die Kartoffeln knusprig sein.

680 g neue Kartoffeln, ungeschält
½ Knolle Knoblauch
¼ Tasse frische Rosmarinblätter, gehackt
Salz
Pfeffer

Backofen auf 200° C vorheizen.
    Kartoffeln in Hälften oder Viertel schneiden und mit den ganzen Knoblauchzehen, Rosmarin und wenig Wasser in eine beschichtete Auflaufform schichten. Zugedeckt 20 Minuten im Backofen backen lassen. Anschließend den Deckel abnehmen und nochmals 10 bis 15 Minuten backen. Mit Salz und Pfeffer würzen.

| 1 Portion | : 1 Tasse |
|---|---|
| Kalorien | : 224 |
| Gesamtfett | : 0,5 g |
| Gesättigte Fettsäuren | : in Spuren |
| Cholesterin | : 0 mg |

# Getreide- und Hülsenfruchtgerichte

Diese Getreide- und Hülsenfruchtgerichte können als herzhafte Hauptmahlzeiten oder als Beilagen, die sich wiederum zu einer vollständigen Mahlzeit kombinieren lassen, serviert werden. Beim Garen von Getreide und Hülsenfrüchten kann ruhig eine größere Portion im voraus – z. B. für Salate oder pfannengerührte Gerichte – gekocht werden.

## Schwarze Bohnen-Burritos  MARK HALL
ergibt 3 Tassen (6 Portionen)

Da sich die schwarzen Bohnen sehr gut vorbereiten lassen, kann dieses Gericht schnell zubereitet werden. Das »Guacamole« ist eigentlich ein mexikanisches Avocadopüree. Wegen des hohen Fettgehaltes der Avocados wird es in diesem Rezept mit Erbsen zubereitet.
  Servieren Sie die gefüllten Tortillas mit gemischtem Salat und frischen Chilischoten.

1½ Tassen getrocknete schwarze Bohnen
6 Tassen Wasser
4 Lorbeerblätter
1 Tasse Zwiebeln, gehackt
½ Tasse trockener Weißwein
2 TL Knoblauch, gehackt
2 TL Kümmel, gemahlen
¼ TL frisch gemahlener schwarzer Pfeffer
1 TL »Ancho-Chili-Püree« (Rezept s. S. 170), nach Wahl
¼ Tasse Orangensaft
⅛ TL Cayennepfeffer
Grüne Erbsen-»Guacamole« zum Garnieren

Salsa Cruda zum Garnieren
Salat, Frühlingszwiebeln oder Tomaten zum Garnieren
6 ölfreie Tortillas

Für die Füllung Bohnen waschen und über Nacht in Wasser einweichen. Am nächsten Tag abschütten und abspülen. Bohnen mit Lorbeerblättern in 6 Tassen Wasser 1 Stunde garen. Zwischenzeitlich die Zwiebeln mit Knoblauch, Kümmel und Pfeffer in $1/2$ Tasse Weißwein dünsten. Die Bohnen bis auf eine $3/4$ Tasse Kochflüssigkeit abschütten, Lorbeerblätter entfernen und zu den Zwiebeln geben. Falls gewünscht, das Ancho-Chili-Püree zugeben und 5 bis 10 Minuten mitschmoren lassen. Die Bohnen mit Orangensaft, Cayennepfeffer und Salz abschmecken.

**Grüne Erbsen-»Guacamole« (Erbsenpüree):**
3 Tassen grüne Erbsen, frisch oder gefroren
2 EL Zitronensaft
1 Tasse rote Zwiebeln
2 TL Knoblauch, gehackt
1 TL Kümmel, gemahlen
$1/4$ TL frisch gemahlener schwarzer Pfeffer
$1/8$ TL Cayennepfeffer
Salz

Frische Erbsen dämpfen, jedoch nicht übergaren. Sie sollen ihre grüne Farbe behalten. Falls gefrorene Erbsen verwendet werden, diese nur auftauen. Erbsen in einem Mixer mit Zitronensaft, Zwiebeln, Knoblauch, Kümmel und Pfeffer pürieren. Mit Cayennepfeffer und Salz abschmecken.

**Salsa Cruda:**
2 Tassen Tomaten, entkernt, gewürfelt
1/2 Tasse Salatgurke, entkernt, gewürfelt
1/2 Tasse Zwiebeln, gewürfelt
1/2 Tasse grüne Paprikaschoten, gewürfelt
1 TL Knoblauch, zerdrückt
1 TL Reisessig
2 EL frisches Koriandergrün, gehackt
1 TL Limonensaft, frisch gepreßt
1/8 TL Cayennepfeffer
Salz

Für 4 Tassen Salsa: Gemüsezutaten mischen und mit den Gewürzen abschmecken. (Mit Wasser verdünnt, ergibt diese Salsa eine Suppe.)

**Zubereitung der Burritos:**
Je 1/2 Tasse schwarze Bohnen und »Guacamole« sowie 1/4 Tasse der Salsa Cruda auf die Mitte der Tortillas geben. Evtl. mit Salat und Kräutern bestreuen. Die gegenüberliegenden Seiten der Tortillas nach innen schlagen und rollen. Burritos mit Salsa Cruda und frischem Koriandergrün garnieren.

| | |
|---|---|
| 1 Portion | : 1 Burrito |
| Kalorien | : 303 |
| Gesamtfett | : 4,0 g |
| Gesättigte Fettsäuren | : 0,6 g |
| Cholesterin | : 0 mg |

**Schwarze Bohnen:**

| | |
|---|---|
| 1 Portion | : 1 Tasse |
| Kalorien | : 299 |
| Gesamtfett | : 1,8 g |
| Gesättigte Fettsäuren | : 0,1 g |
| Cholesterin | : 0 mg |

**Erbsen-»Guacamole«:**
| | |
|---|---|
| 1 Portion | : ¼ Tasse |
| Kalorien | : 41 |
| Gesamtfett | : 0,3 g |
| Gesättigte Fettsäuren | : 0,1 g |
| Cholesterin | : 0 mg |

**Salsa Cruda:**
| | |
|---|---|
| 1 Portion | : ¼ Tasse |
| Kalorien | : 8 |
| Gesamtfett | : 0,1 g |
| Gesättigte Fettsäuren | : in Spuren |
| Cholesterin | : 0 mg |

## Rotes Bohnen-Chili
DEBORAH MADISON
ergibt 8 Tassen (8 Portionen)

Dieses Chili kann für einige Tage im Eisschrank aufbewahrt werden, läßt sich aber auch gut portionsweise einfrieren. Sie können es dick eingekocht zu Enchiladas essen oder verdünnt als Suppe verzehren.

2 Tassen getrocknete, rote Kidneybohnen
1 TL Kümmel
1 TL Oregano, getrocknet
1–2 EL Chilipulver, mild
2 Lorbeerblätter
1 Zwiebel, fein gewürfelt
2 Knoblauchzehen, gehackt
2 Tassen Tomaten, kleingeschnitten
3 EL frisches Koriandergrün, gehackt
1 TL pürierte Chilis
1 grüne Paprikaschote, fein gewürfelt
Essig zum Abschmecken
frisch gehacktes Koriandergrün zum Garnieren
geröstete grüne Chilis (z. B. Ortega), in Streifen oder Würfeln
Magermilchjoghurt

Bohnen waschen und über Nacht einweichen. Am nächsten Tag Einweichwasser abschütten, Bohnen in einen großen Topf geben und mit reichlich Wasser (einige cm über den Bohnen) übergießen. Zum Kochen bringen und 5 Minuten bei starker Hitze kochen lassen. Den sich bildenden Schaum abschöpfen und die Hitze reduzieren.

Kümmel und Oregano in einer beschichteten Pfanne rösten. Anschließend im Mörser zerreiben und zusammen mit Chilipulver, Lorbeerblättern, Zwiebeln und Knoblauch zu den Bohnen geben. Bei mittlerer Hitze die Zwiebeln in etwa 15 Minuten weich kochen. Tomaten und Koriandergrün zufügen. 1 Teelöffel Chipotle Chili einrühren, 1 Minute kochen lassen, abschmecken und evtl. nach Geschmack etwas mehr hinzufügen. Zum Schluß Paprikawürfel zugeben, Hitze reduzieren und die Bohnen etwa eine Stunde garen.

Kurz vor dem Servieren mit Essig abschmecken. ½ Tasse Magermilchjoghurt mit Koriandergrün und 1 Löffel grünem Chili verrühren und 1 Löffel davon auf das Chili geben.

| | |
|---|---|
| 1 Portion | : 1 Tasse (ohne Magermilchjoghurt) |
| Kalorien | : 161 |
| Gesamtfett | : 1,0 g |
| Gesättigte Fettsäuren | : 0,2 g |
| Cholesterin | : 0 mg |

## Schwarzes Bohnen-Chili  MARK HALL
ergibt 6 Tassen (6 Portionen)

Dieses Gericht können Sie auch im Schnellkochtopf zubereiten. Abgesehen von der kürzeren Gardauer, erhält die Soße zudem eine glattere Konsistenz.

2 Tassen getrocknete schwarze Bohnen
8 Tassen Wasser
4 Lorbeerblätter
½ TL Kümmel, gemahlen
1 EL Reisessig
1 TL »Ancho-Chili-Püree« (Rezept s. S. 170)
Salz
2 EL frisches Koriandergrün, gehackt
½ TL Cayennepfeffer
Chilis oder Koriandergrün zum Garnieren

**Chili-Tomaten-Soße:**
1 Dose Tomatenstückchen, abgetropft (ca. 800 g)
1⅔ Tassen Zwiebeln, gehackt
1 TL Knoblauch, zerdrückt
5 EL Wasser
1½ TL Kümmel, gemahlen
2 TL Oregano, getrocknet
2 TL Paprikapulver

Bohnen abspülen und über Nacht in Wasser einweichen. Am nächsten Tag zusammen mit dem Wasser und den Lorbeerblättern zum Kochen bringen und 1 bis 1½ Stunden kochen lassen.

Für die Chili-Tomatensoße Zwiebeln und Knoblauch in 5 Eßlöffeln Wasser mit Kümmel, Oregano und Paprikapulver dünsten. Tomaten hinzufügen und 30 Minuten schmoren lassen, bis die Soße eingedickt ist (ergibt etwa 6 Tassen Soße).

Die gekochten Bohnen abschütten (Kochflüssigkeit auffangen) und mit 1 Tasse der Bohnenbrühe zu der Chili-Tomatensoße geben. Etwa 30 Minuten kochen lassen, bis die Soße eingedickt ist. Evtl. etwas mehr Bohnenbrühe zugießen, falls die Soße zu dick ist. Chili mit Kümmel, Essig und Ancho-Chili-Püree abschmekken. Mit Salz würzen und Koriandergrün einrühren. Evtl. mit etwas Cayennepfeffer nachwürzen. Mit gehackten Chilis oder Koriandergrün garnieren

**Variation:**
Bohnen im Schnellkochtopf zubereiten.

**Zubereitung im Schnellkochtopf:**
2 Tassen schwarze Bohnen, abgespült
8 Tassen Wasser (inclusive dem Saft der Dosentomaten)
6 Tassen Chili-Tomatensoße (Rezeptbeschreibung s. o.)

Die Bohnen mit Flüssigkeit in einen Schnellkochtopf geben und 40 Minuten kochen lassen. Währenddessen die Chili-Tomatensoße zubereiten. Bohnen abgießen (Brühe auffangen) und mit der Soße mischen. Etwas Bohnenpüree zugießen. 1 Teelöffel Ancho-Chili-Püree, 1 Teelöffel gemahlenen Kümmel, 1 Eßlöffel Reisessig, $1/2$ Teelöffel Cayennepfeffer und 2 Eßlöffel gehacktes Koriandergrün hinzufügen. Mit Salz und Pfeffer abschmecken und mit Chilis oder Koriandergrün garnieren.

| 1 Portion | : 1 Tasse |
|---|---|
| Kalorien | : 205 |
| Gesamtfett | : 1,5 g |
| Gesättigte Fettsäuren | : 0,2 g |
| Cholesterin | : 0 mg |

## Tamale Pie  CAROL CONNELL
ergibt eine Lasagne-Auflaufform von 19 × 30 cm (6 Portionen)

Pie ist die Bezeichnung für eine gefüllte Teigkruste, in runder oder eckiger Form gebacken. Dies ist ein sehr herzhaftes Gericht. Dazu paßt ein Salat mit Zitronensaftdressing.

**Teigkruste:**
½ Tasse Maismehl
½ Tasse ungebleichtes Allzweckmehl
1½ TL Backpulver
¼ TL Salz
½ Tasse Magermilchjoghurt
¼ Tasse Wasser
1 TL Zucker
½ TL Cayennepfeffer
¼ Tasse gekochte Maiskörner

**Füllung:**
1 Tasse Zwiebeln, gehackt
6 Knoblauchzehen, gehackt
1 EL Kümmel, gemahlen
½ TL Chilipulver
¼ TL Korianderpulver
¼ Tasse Apfelsaftkonzentrat
¼ Tasse Tomatenpaste
1 Tasse Tomaten, kleingeschnitten
3 EL Chilischoten, gewürfelt
2 Tassen gekochte Kidneybohnen
¼ Tasse frische grüne Erbsen
¼ Tasse Maiskörner
½ Tasse Möhren, fein geschnitten
½ Tasse rote Paprikaschoten, fein geschnitten
3 EL frische Petersilie, gehackt
Gemüsebrühe
4 EL frisches Koriandergrün, gehackt
⅛ TL Salz

Für die Teigkruste Mehl, Backpulver und Salz in einer Schüssel vermischen. Nach und nach Joghurt und Wasser zugeben und zu einem glatten Teig verarbeiten. Zucker und Cayennepfeffer einrühren und Maiskörner in den Teig geben. Beiseite stellen und mit einem feuchten Tuch abdecken.
Backofen auf 200° C vorheizen.

Für die Füllung Zwiebeln mit Knoblauch, Kümmel, Chilipulver und Koriander in dem Apfelsaftkonzentrat in einer großen Kasserolle dünsten. Tomatenpaste, zerkleinerte Tomaten und Chilischote zufügen. Danach Bohnen, Erbsen, Mais, Möhren, Paprika und Petersilie zugeben. Etwas Gemüsebrühe angießen und 10 Minuten dünsten lassen. Koriandergrün und Salz unterrühren und die Füllung in eine dünn mit Pflanzenöl ausgepinselte Auflaufform geben. Den Teig gleichmäßig über die Gemüsefüllung verteilen und etwa 30 Minuten bakken lassen, bis die Teigkruste an den Rändern beginnt braun zu werden.

| | |
|---|---|
| 1 Portion | : 1 Tasse |
| Kalorien | : 233 |
| Gesamtfett | : 1,7 g |
| Gesättigte Fettsäuren | : in Spuren |
| Cholesterin | : in Spuren |

## Kichererbsen-Gemüse-Stew mit Couscous DEBORAH MADISON
ergibt 8 Tassen (4 Portionen)

Die Grundlage dieses Schmorgerichtes bilden die Kichererbsen mit ihrer Garflüssigkeit. Zusätzlich können je nach Jahreszeit verschiedene Gemüsesorten verwendet und nach Geschmack die Gemüsemenge erhöht oder reduziert werden. Die Garflüssigkeit ist wichtig für die Verleihung einer gewissen Zähflüssigkeit, die an Öl erinnert.

1 Tasse getrocknete Kichererbsen (etwa 2$^{1}$/$_{2}$ Tassen gekochte) plus der Garflüssigkeit
1 große Zwiebel, fein gewürfelt
2 Knoblauchzehen, gehackt
1$^{1}$/$_{2}$ TL Paprikapulver

¼ TL Zimt, gemahlen
¼ TL Cayennepfeffer
½ TL Kümmel, gemahlen
½ TL frisch gemahlener schwarzer Pfeffer
½ TL Ingwerpulver
1 grüne Paprikaschote, gewürfelt
1 Tasse Zucchini, gewürfelt (oder anderer Sommerkürbis)
2 Dosen Tomaten, kleingeschnitten plus Saft
2 EL Rosinen
2 Prisen Safran
2 EL frische Petersilie, gehackt
2 EL frisches Koriandergrün, gehackt
1 Tasse Erbsen, frisch oder TK-Ware
250 g Couscous-Grieß (ersatzweise grober Weizengrieß)
Petersilie oder Koriandergrün zum Garnieren

Kichererbsen abspülen und über Nacht in Wasser einweichen. Am nächsten Tag Einweichwasser abgießen und Erbsen in 5 Tassen Wasser etwa 2 bis 3 Stunden garen. Abschütten und die Garflüssigkeit auffangen.

Eine Tasse dieser Brühe in einem Topf erwärmen. Zwiebeln, Knoblauch und die getrockneten Gewürze zufügen. Etwa 7 Minuten köcheln lassen (falls notwendig, etwas mehr Flüssigkeit nachgießen), bis die Zwiebeln beginnen weich zu werden. Anschließend gekochte Kichererbsen, Paprika- und Zucchiniwürfel, zerkleinerte Dosentomaten und Saft, Rosinen, Safran, Petersilie und Koriandergrün zugeben. Mit der Kichererbsenbrühe ganz bedecken, zum Kochen bringen und köcheln lassen, bis die Gemüse gar sind. Die Garflüssigkeit etwas einkochen lassen. Während der letzten 5 Minuten grüne Erbsen mitgaren.

Zwischenzeitlich Couscous nach Packungsanweisung zubereiten und mit dem Kichererbsen-Gemüse-Stew anrichten. Mit Koriandergrün oder Petersilie garnieren.

**Couscous aus grobem Weizengrieß:**
Grieß in eine Schüssel geben und soviel heißes Wasser unterrühren (etwa ¼ Liter), bis sich lauter kleine Klümpchen gebildet haben. ¾ Liter Wasser erhitzen. Den Grieß in ein Sieb geben und über dem kochenden Wasser hängend zugedeckt in etwa 15 Minuten im aufsteigenden Wasserdampf (nicht im Wasser!) garen.

| 1 Portion | : 2 Tassen Stew |
| --- | --- |
| Kalorien | : 272 |
| Gesamtfett | : 3,6 g |
| Gesättigte Fettsäuren | : 0,5 g |
| Cholesterin | : 0 mg |

| 1 Portion | : 1 Tasse Stew + 1 Tasse Couscous |
| --- | --- |
| Kalorien | : 244 |
| Gesamtfett | : 2,8 g |
| Gesättigte Fettsäuren | : 0,5 g |
| Cholesterin | : 0 mg |

## Risotto

Donna Nicoletti

ergibt 2½ Tassen (5 Portionen)

1 TL Knoblauch, gehackt
2 Tassen Gemüsebrühe
1 Tasse Arborio-Reis
1 Tasse Tomatensaft
2 EL Schalotten, gehackt
1 TL Oregano, getrocknet
1 TL Safranfäden

In einer Sauteuse (Schwenkpfanne) Knoblauch mit ⅓ Tasse Gemüsebrühe weichdünsten. Reis und weitere ⅓ Tasse Gemüsebrühe zufügen und bei schwacher Hitze ohne Deckel 10 Minuten kochen lassen. Gelegentlich umrühren. Restliche Gemüsebrühe zugießen und zu Ende garen. Wenn ein Großteil der Flüssigkeit verdampft ist, Tomatensaft, Schalotten, Oregano und Safran hinzufügen. Nochmals 10 Minuten kochen lassen, dabei gelegentlich umrühren. Sie können die Kochflüssigkeit bis auf einen kleinen Rest oder ganz verdampfen lassen. Die Gesamtkochzeit für das Risotto beträgt 30 Minuten.

| | |
|---|---|
| 1 Portion | : ½ Tasse |
| Kalorien | : 158 |
| Gesamtfett | : 0,2 g |
| Gesättigte Fettsäuren | : in Spuren |
| Cholesterin | : 0 mg |

## Spanisches Bulgur
Carol Connell

ergibt 6 Tassen (6 Portionen)

Wenn Bulgur und Soße getrennt gekocht und erst dann gemischt werden, können Sie dieses Rezept auch mit anderen Getreidesorten zubereiten.

4½ Tassen Wasser
3 Tassen Bulgur (Hartweizengrütze)
1 Tasse Schalotten, fein gewürfelt
1 Tasse grüne Paprikaschoten, kleingeschnitten
1½ TL Paprikapulver
2 Tassen Tomatensoße
1 Tasse Salsa
Salz
frisches Koriandergrün, gehackt

Wasser zum Kochen bringen. Bulgur hineinstreuen und umrühren. Bei schwacher Hitze 20 Minuten quellen lassen. Für die Soße restliche Zutaten in einen Kochtopf geben und 10 Minuten kochen lassen. Die Soße zum gegarten Bulgur geben und mischen. Mit Salz abschmekken und mit etwas Koriandergrün garnieren.

| 1 Portion | : 1 Tasse |
| --- | --- |
| Kalorien | : 177 |
| Gesamtfett | : 0,8 g |
| Gesättigte Fettsäuren | : 0,3 g |
| Cholesterin | : 0 mg |

## Gefüllte Paprikaschoten
## mit Reis und Tomatillosoße   MARK HALL
ergibt 4 gefüllte Paprikaschoten (4 Portionen)

4 rote Paprikaschoten
1/2 Tasse braunen Reis
5 Tassen Wasser
2 Lorbeerblätter
1 Tasse Zwiebeln, gehackt
1/2 TL Knoblauch, gehackt
1 1/2 TL Oregano, getrocknet
1/2 Tasse trockener Rotwein
1 1/3 Tassen grüne Paprikaschoten, fein gewürfelt
1 Tasse Tomatenpüree
1/2 TL Kümmel, gemahlen
Salz
frsich gemahlener schwarzer Pfeffer
Cayennepfeffer
Koriandergrün oder Petersilie zum Garnieren
1 1/2 Tassen »Tomatillosoße« (Rezept s. S. 102)

Vor dem Füllen der Paprikaschoten diese zunächst enthäuten. Dafür die ganzen Schoten über offener Flamme oder im Backofen unter dem Elektrogrill bei mehrmaligem Wenden grillen. Wenn die Schotenhaut Blasen wirft und rundherum braunschwarz ist, Paprikaschoten in eine Schüssel geben und zudecken. Etwa 15 Minuten ausdämpfen lassen, damit sich die Haut leichter entfernen läßt. Die Haut mit den Fingern abziehen. Von jeder Paprikaschote vorsichtig am Stielende eine Kappe abschneiden, die Schoten von den Rippen und Kernen befreien.

Reis in 3 Tassen Wasser 30 Minuten einweichen. Anschließend abschütten. 5 Tassen Wasser zum Kochen bringen. Reis und zwei Lorbeerblätter zufügen, umrühren und zugedeckt bei schwacher Hitze in 25 bis 30 Minuten garen. Abschließend abschütten und Lorbeerblätter entfernen (ergibt 1 1/2 Tassen gekochten Reis).

Zwiebeln mit Knoblauch und Oregano in dem Rotwein weich dünsten. Paprikawürfel zugeben und garen. Tomatenpüree einrühren und 15 bis 20 Minuten schmoren lassen. Gemahlenen Kümmel und Reis zu dem gegarten Gemüse geben. Mit Salz, frisch gemahlenem schwarzem Pfeffer und Cayennepfeffer abschmecken.

Für die Füllung der Paprikaschoten etwa 3/4 Tasse Füllung in jede Paprikaschote geben. 1 1/2 Tassen Tomatillosoße in eine Auflaufform gießen und gefüllte Paprikaschoten hineinsetzen. Bei 200° C im Backofen 20 bis 30 Minuten backen lassen oder im Mikrowellengerät erhitzen. Mit Koriandergrün oder Petersilie garnieren.

| | |
|---|---|
| 1 Portion | : 1 Paprikaschote + 3/4 Tasse Füllung + 1/2 Tasse Soße |
| Kalorien | : 217 |
| Gesamtfett | : 1,7 g |
| Gesättigte Fettsäuren | : 0,3 g |
| Cholesterin | : 0 mg |

## Wilder Reis und Arborio-Reis   Mark Hall
ergibt 3 Tassen (3 Portionen)

Die beiden Reissorten werden separat gekocht und erst anschließend vermischt. Außer Salz und Pfeffer werden keine anderen Gewürze zugefügt. Die hier angewendete Gartechnik weicht von der sonst üblichen, dem Quellenlassen in wenig Wasser, ab. Der Arborio-Reis und der Wilde Reis werden sozusagen »frei-gekocht«, d. h., die Reiskörner werden in mehr Wasser gegart, als sie aufnehmen können und als Kochflüssigkeit verdampfen kann. Dadurch kann sich jedes einzelne Reiskorn im Wasser frei bewegen, und ein Aneinanderkleben wird somit verhindert. Der auf diese Weise gekochte lockere, körnige Reis wird für Salate oder Pilaws verwendet, wenn die zu mischenden Körner sehr unterschiedliche Garzeiten haben.

4 Tassen Wasser
3/4 Tasse ungekochter Arborio-Reis
1 1/2 Tassen Wasser
1/3 Tasse Wilder Reis
Salz
frisch gemahlener schwarzer Pfeffer

4 Tassen Wasser zum Kochen bringen. Arborio-Reis einstreuen und bei geschlossenem Deckel etwa 30 Minuten kochen lassen, bis der Reis gar ist. Zwischendurch prüfen, ob genügend Kochflüssigkeit vorhanden ist, und evtl. Wasser zugießen.

Für den Wilden Reis 1 1/2 Tassen Wasser zum Kochen bringen, Reis einstreuen und etwa 30 bis 40 Minuten kochen lassen. Auch hier, falls notwendig, Wasser nachgießen.

Die gegarten Reissorten abschütten, gut abtropfen lassen und mischen. Mit Salz und Pfeffer würzen.

| | |
|---|---|
| 1 Portion | : 1 Tasse |
| Kalorien | : 249 |
| Gesamtfett | : 0,4 g |
| Gesättigte Fettsäuren | : 0,2 g |
| Cholesterin | : 0 mg |

# Goldener Reis-Pilaw
ergibt 6 Tassen (6 Portionen)

CAROL CONNELL

3½ Tassen Wasser oder Gemüsebrühe
1½ Tassen ungekochter brauner Langkornreis
¼ Tasse Möhren, in Scheiben
¼ Tasse Sellerie, in Würfeln
½ Tasse Wasserkastanien, in Scheiben
1 TL Safranfäden
1½ TL Currypulver
¼ TL frischer Ingwer, gerieben
⅛ TL Salz
¼ Tasse Frühlingszwiebeln zum Garnieren

Das Wasser oder die Gemüsebrühe zum Kochen bringen. Reis zufügen und bei starker Hitze kochen, bis das Wasser wieder zu brodeln beginnt. Hitze reduzieren, Kochtopf zudecken und etwa 1 Stunde köcheln lassen.

Möhrenscheiben in wenig Wasser oder Gemüsebrühe etwa 5 Minuten sautieren. Sellerie, Wasserkastanien, Safran, Currypulver und Ingwer hinzufügen und etwa 10 Minuten dünsten lassen. Falls notwendig, etwas Wasser bzw. Gemüsebrühe zugießen, um ein Braunwerden oder Anbrennen der Gemüse zu vermeiden.

Mit Salz abschmecken und mit Frühlingszwiebeln garnieren.

| | |
|---|---|
| 1 Portion | : 1 Tasse |
| Kalorien | : 195 |
| Gesamtfett | : 1,1 g |
| Gesättigte Fettsäuren | : 0,2 g |
| Cholesterin | : in Spuren |

## Polenta mit Tomatensoße
ergibt 2½ Tassen (4 Portionen)

MARK HALL

Polenta ist ein sehr schmackhafter Maisbrei, der unter ständigem Rühren bei schwacher Hitze gegart wird, damit er nicht anbrennt. Serviert wird Polenta entweder als Brei, oder man schneidet große Würfel, die auch gebraten werden können. Dazu wird eine schmackhafte Soße gereicht. In diesem Fall wird der Maisbrei nur mit wenig Salz gewürzt. Alternativ dazu können Sie Polenta aber auch mit frischen oder getrockneten Kräutern kochen oder mit Zwiebeln und Knoblauch.

1 Tasse Polenta (Maisgrieß)
4 Tassen Wasser oder Gemüsebrühe

**Tomatensoße:**
2 Tassen Dosentomaten, kleingeschnitten, mit Flüssigkeit
1 Tasse Zwiebeln, gehackt
½ Tasse Rotwein
2 EL Knoblauch, gehackt
2 EL frisches Basilikum, gehackt
2 EL Oregano, getrocknet
Salz
frisch gemahlener schwarzer Pfeffer
Petersilie oder Basilikum zum Garnieren

Maisgrieß nach und nach in das kochende Wasser bzw. die Gemüsebrühe einstreuen. Dabei sollte die Temperatur des Wassers nicht unter den Siedepunkt sinken, da sich sonst Klumpen bilden. Die Polenta unter ständigem Rühren bei schwacher Hitze garen. Jedesmal, wenn der Brei so dick wird, daß er sich nicht mehr ohne Mühe rühren läßt, einen Schöpflöffel kochendes Wasser dazugeben. Mindestens 30 bis 40 Minuten garen lassen, bis der Brei elastisch nachgibt und sich vom Topfrand löst. Bevor der Brei zu dick wird, kann er mit wenig Salz gewürzt werden. Nach dem Garen die Polenta auf einem Backblech verteilen und etwas abkühlen lassen.

In der Zwischenzeit die Tomatensoße zubereiten. Dafür zunächst die Tomaten mit der Flüssigkeit pürieren und beiseite stellen. Zwiebeln in Rotwein mit Knoblauch, Basilikum und Oregano weich dünsten. Pürierte Tomaten dazugeben und etwa 1 Stunde, unter gelegentlichem Umrühren, zu einer dicklichen Soße einkochen lassen (ergibt 1½ Tassen). Mit Salz und Pfeffer würzen. Tomatensoße über die Polenta geben und mit gehacktem Basilikum oder Petersilie bestreut servieren.

| 1 Portion | : 1 Tasse Polenta mit Soße |
|---|---|
| Kalorien | : 195 |
| Gesamtfett | : 0,8 g |
| Gesättigte Fettsäuren | : 0,2 g |
| Cholesterin | : 0 mg |

## Polenta mit Tomatensoße und Zucchinigemüse     Mark Hall
ergibt 4 Portionen

1 Tasse »Polenta mit Tomatensoße« (Rezept s. S. 156)
¾ Tasse Zucchini, in dünnen Scheiben
1 EL Knoblauch, gehackt
1½ TL frisches Basilikum, gehackt
½ EL Oregano, getrocknet
Salz
frisch gemahlener schwarzer Pfeffer

Backofen auf 200° C vorheizen.

1 Tasse Polenta mit Tomatensoße nach dem vorhergehenden Rezept »Polenta mit Tomatensoße« zubereiten. Den Maisbrei mit der Tomatensoße bedeckt in eine Auflaufform geben.

Zucchinischeiben mit den Gewürzen vermischen, auf ein dünn mit Öl ausgepinseltes Backblech geben und im vorgeheizten Backofen etwa 15 Minuten backen lassen. Gebackene Zucchinischeiben über die Polenta mit Tomatensoße verteilen und nochmals weitere 15 Minuten backen lassen.

| | |
|---|---|
| 1 Portion | : etwa 1 1/8 Tasse |
| Kalorien | : 207 |
| Gesamtfett | : 0,8 g |
| Gesättigte Fettsäuren | : 0,2 g |
| Cholesterin | : 0 mg |

## Quinoa auf mexikanische Art
ergibt 6 Tassen (6 Portionen) PHYLLIS GINSBERG

230 g Zwiebeln, gehackt
1 TL Knoblauch, gehackt
1 Tasse Gemüsebrühe
1 Tasse Quinoa-Ganzkorn (im Reformhaus erhältlich)
1 Dose italienische Pflaumentomaten, abgetropft
1 Tasse Tomatensaft von abgetropften Dosentomaten
1/2–1 Chilischote, entkernt, kleingeschnitten
2 EL frisches Koriandergrün zum Garnieren

Zwiebeln und Knoblauch in 1/4 Tasse der Gemüsebrühe weich dünsten. Quinoa, restliche Gemüsebrühe, Tomaten, Tomatensaft und Chili dazugeben. Hitze reduzieren und bei geschlossenem Deckel etwa 20 Minuten garen lassen. Mit gehacktem Koriandergrün bestreut servieren.

| | |
|---|---|
| 1 Portion | : 1 Tasse |
| Kalorien | : 167 |
| Gesamtfett | : 2,2 g |
| Gesättigte Fettsäuren | : in Spuren |
| Cholesterin | : 0 mg |

## Bohnenpüree
Mark Hall

ergibt 3 Tassen (6 Portionen)

Zu diesem Gericht wird Reis serviert. Es kann aber auch als Füllung für Maistortillas dienen.

1 Tasse getrocknete Pinto-Bohnen oder 2 Tassen gekochte
4 Tassen Wasser
3 Lorbeerblätter
2½ Tassen Tomatenpüree
1 Tasse rote Zwiebeln, gehackt
1 TL Knoblauch, gehackt
½ Tasse Salatgurke, fein gewürfelt
je ½ Tasse rote und grüne Paprikaschoten, fein gewürfelt
2 TL Reisessig
½ TL Zitronensaft
¼ TL Cayennepfeffer
¼ TL frisch gemahlener schwarzer Pfeffer
2 EL frisches Koriandergrün, gehackt
Salz

Getrocknete Bohnen waschen und über Nacht in 4 Tassen Wasser einweichen. Am nächsten Tag abschütten und 4 Tassen Wasser zum Kochen bringen. Bohnen und Lorbeerblätter dazugeben und in 2 bis 2½ Stunden garen. Anschließend die Bohnen abgießen und dabei ½ Tasse der Kochflüssigkeit aufbewahren. Lorbeerblätter entfernen. 1 Tasse Bohnen zusammen mit dem Tomatenpüree pürieren und beiseite stellen.

Zwiebeln und Knoblauch in der ½ Tasse Bohnenkochflüssigkeit weich dünsten. Salatgurke und Paprikawürfel dazugeben und garen. Gekochte Bohnen, Bohnenpüree und Gewürze (bis auf das Salz) einrühren. Mit wenig Salz würzen und mit gehacktem Koriandergrün bestreuen.

1 Portion : ½ Tasse
Kalorien : 103

Gesamtfett : 0,5 g
Gesättigte Fettsäuren : in Spuren
Cholesterin : 0 mg

### Kappa Maki (Sushi-Röllchen)     Mark Hall
ergibt 2 Rollen von je 20 cm Länge
(4 Portionen à 4 Scheiben je 2,5 cm dick)

Für dieses Gericht eignet sich am besten Japanischer Rundkornreis, denn die Reiskörner sind nach dem Kochen klebrig, und das ist wichtig für die Haltbarkeit der Rollen, die sonst auseinanderfallen würden. Serviert werden die Sushi-Röllchen mit Chinesischem Dressing (S. 83), Japanischem Senf (Karashi) oder mit grünem Meerrettich (Wasabi).

1 Tasse ungekochter oder 2 Tassen gekochter Japanischer Rundkornreis
2 Tassen Wasser
2 EL Reisessig
2 EL Mirin (süßer Reiswein)
½ TL Knoblauch, gehackt
2 TL frischer Ingwer, gerieben
1 TL Salz
⅓ Salatgurke
2 Blätter Nori (20 × 25 cm), geröstet (hauchdünne, getrocknete Algenblätter)

Ungekochten Reis in 2 Tassen Wasser in etwa 30 Minuten quellen lassen, bis die Reiskörner die Kochflüssigkeit vollständig aufgesogen haben. Mit Essig, Mirin, Knoblauch, Ingwer und Salz würzen.

    Gurke schälen, entkernen und in lange dünne Streifen schneiden. Beiseite stellen.

    Die gerösteten Algenblätter nacheinander auf einer Bambusmatte oder einem Küchentuch ausbreiten. Den

Reis zentimeterhoch darauf verteilen. Dabei darauf achten, daß eine gleichmäßig dicke Schicht entsteht. Etwas festdrücken, bevor in die Mitte quer die Salatgurkenstreifen gebettet werden. Mit Hilfe der Bambusmatte oder des Küchentuchs die Algenblätter mitsamt der Füllung aufrollen und richtig fest wickeln, so daß eine stramme Rolle entsteht. Jede Rolle quer in 2,5 cm dicke Scheiben schneiden.

**Variation:**
Die Sushi-Röllchen können auch mit anderen Gemüsesorten, wie z. B. Möhren oder Frühlingszwiebeln, zubereitet werden.

| | |
|---|---|
| 1 Portion | : 4 Scheiben, je 2,5 cm dick |
| Kalorien | : 180 |
| Gesamtfett | : 0,3 g |
| Gesättigte Fettsäuren | : 0,1 g |
| Cholesterin | : 0 mg |

## Reis-Pilaw mit gerösteten Safran-Paprikaschoten
DEBORAH MADISON
ergibt 4–5 Tassen (3–6 Portionen)

Die Zubereitungszeit dieses Gerichtes verkürzt sich, wenn Sie die gerösteten Safran-Paprikaschoten schon vorbereitet haben. Zum Reis-Pilaw können Sie außerdem noch gekochte Kichererbsen oder große weiße Bohnen geben.

1 Tasse Langkornreis
1 Tasse »Gerösteter Paprika mit Safran« (Rezept s. S. 94)
1 große reife Tomate, enthäutet, entkernt, fein gewürfelt
1 kleine Zwiebel, fein gewürfelt
1 Knoblauchzehe, in Scheiben
1 Lorbeerblatt
1 EL Petersilie, gehackt

1 EL frisches Basilikum, gehackt oder 1 TL getrocknetes
2 TL Majoranblätter, gehackt oder ½ TL getrocknete
2½ Tassen Wasser oder Gemüsebrühe oder Bohnenbrühe
Gehackte Kräuter zum Garnieren

Langkornreis mit heißem Wasser bedecken und beiseite stellen. Falls noch nicht vorbereitet, in der Zwischenzeit das Rezept »Gerösteter Paprika mit Safran« zubereiten. Reis abgießen und in einen Topf mit dicht schließendem Deckel geben. Zwiebelwürfel, Knoblauch, Lorbeerblätter und Kräuter hinzufügen. Herdplatte anschalten und den Reis so lange umrühren, bis die Feuchtigkeit verdampft ist. Tomatenwürfel und zubereiteten gerösteten Paprika dazugeben. Mit 2½ Tassen Wasser, Gemüsebrühe oder Bohnenbrühe auffüllen, zum Kochen bringen und bei mittlerer Hitze 5 Minuten kochen lassen. Anschließend bei schwacher Hitze zugedeckt garen, bis die gesamte Flüssigkeit aufgesogen ist (etwa 10 Minuten). Falls der Reis noch nicht gar sein sollte, etwas mehr Flüssigkeit zugießen und den Reis weiter ausquellen lassen. Den gegarten Reis-Pilaw von der Kochstelle nehmen, mit einem sauberen Küchentuch abdecken, den Kochtopfdeckel darauflegen und eine halbe Stunde ruhen lassen.

| | |
|---|---|
| 1 Portion | : 1 Tasse |
| Kalorien | : 220 |
| Gesamtfett | : 0,6 g |
| Gesättigte Fettsäuren | : 0,1 g |
| Cholesterin | : 0 mg |

# Nudelgerichte

Sie werden aus den folgenden Rezepten erkennen, daß Hackfleischbällchen und Alfredosoße nicht das einzige ist, was man zu Nudeln essen kann. Restaurants, die auf Nudelgerichte spezialisiert sind, haben sich im letzten Jahrzehnt stark verbreitet. Die meisten guten und traditionellen Rezepte dieser Restaurants enthalten mehr Öl, als unsere Richtlinien es erlauben. Aber all dieses Öl ist auch gar nicht notwendig. Die Kombinationen auf diesen Seiten beweisen das. Das Wichtigste bei einer Nudelsoße ist, daß sie die Nudeln bedeckt und dem Gericht Geschmack verleiht. Hierzu braucht man kein Öl, schon Tomaten allein reichen aus. Ihr Geschmack kommt jedoch erst voll zur Geltung, wenn man ihnen die Zutaten beigibt, die Sie in diesen Rezepten finden werden – frisches Basilikum, Knoblauch und Balsamico-Essig, um nur einige zu nennen.

Einige der nachfolgenden Gerichte sind pikant gewürzt mit scharfen Chiliflocken oder mit Cayennepfeffer. Geröstete rote Paprikaschoten werden häufig verwendet, da sie so gut zu Nudeln passen. Eine der spannendsten und besten Soßen ist die Paprika-Linsen-Soße, die einen hohen Eiweißgehalt hat. Bohnen und Nudeln sind eine traditionelle Kombination in Italien. Diese Gerichte sehen sehr hübsch aus mit ihren vielen Kombinationen aus den lebhaften Farben der Gemüse und Kräuter im Kontrast zu den neutralen Schattierungen der Nudeln.

Trocken abgepackte Nudeln (im Gegensatz zu frischen Nudeln, die Eier enthalten) sind ein perfektes Nahrungsmittel für diese Diät. Entweder aus Hartweizengrieß oder aus Vollkornweizenmehl und Wasser hergestellt, sind sie ein gesundes und kohlenhydratreiches Nahrungsmittel. Es stehen viele ei- und fettfreie

Produkte zur Verfügung. Daher ist es kein Wunder, daß es in Italien so wenig Herzkrankheiten gibt.

## Nudeln mit Spargel und Spargelcreme
ergibt 6 Tassen Soße (6 Portionen)   DEBORAH MADISON

Die Soße für diese Nudeln wird aus püriertem Spargel und anderen Frühlingsgemüsen hergestellt. Etwas Spargel wird zusätzlich getrennt gekocht und erst dann unter die Nudeln gemischt. Entweder mit Vollweizen- oder Spinatnudeln servieren.

680 g Spargel
1 Bund Frühlingszwiebeln, abgespült und gehackt, einschließlich der festen Teile der Stengel
1 Lorbeerblatt
1/2 TL getrockneter Majoran oder Basilikum oder 1 EL frischer
3 Stengel Petersilie
1 Tasse tiefgekühlte Erbsen
abgeriebene Schale von einer Zitrone und Saft nach Geschmack
1/2 Chilischote, entkernt, gehackt (wahlweise)
70 g Spaghetti oder Fettucchini pro Person
eine Mischung aus feingehackter Petersilie oder Kerbel, Schnittlauch, Basilikum, Majoran oder Zitronenthymian zum Garnieren

Die harten Enden des Spargels entfernen. Die Hälfte des Spargels in kleine Stücke schneiden. 8 Tassen Wasser zum Kochen bringen. Kleingeschnittenen Spargel, Frühlingszwiebeln, Lorbeerblatt, Majoran, Petersilie und Erbsen hineingeben. So lange kochen lassen, bis der Spargel weich ist, dann das Lorbeerblatt entfernen. Abgießen, die Kochflüssigkeit jedoch aufheben. Das gekochte Gemüse in einen Mixer geben und pürieren. Nach und nach 1/2 Tasse der Kochflüssigkeit hinzufügen, bis die gewünschte Konsistenz erreicht ist. Für eine ganz feine Soße wird diese durch ein Sieb passiert.

Zitronenschale unterrühren und, falls gewünscht, die zerkleinerte Chilischote. Beiseite stellen.

Den restlichen Spargel entweder in Scheiben oder in lange dünne Diagonale schneiden. Dicke Spargelköpfe der Länge nach halbieren. 3½ Liter Wasser zum Kochen bringen, den Spargel hinzufügen und weichkochen. Aus dem Wasser nehmen und beiseite stellen. Die Nudeln in das Spargelkochwasser geben und nach Pakkungsanweisung, jedoch ohne Salz »al dente« (weich oder bißfest) garen.

In der Zwischenzeit das Gemüsepüree vorsichtig erwärmen und mit Zitronensaft abschmecken (nur erwärmen, nicht kochen lassen!). Eine warme Servierschüssel bereithalten. Erst die Soße hineingeben, dann die heißen Nudeln. Mit dem gekochten Spargel und einer Handvoll Kräuter garnieren. Sofort mischen und servieren.

**Variation:**
Wenn es Ihre Diät zuläßt, können Sie zusammen mit der Gemüsesoße ½ Tasse Magermilchjoghurt erwärmen. Danach wie beschrieben fortfahren.

| | |
|---|---|
| 1 Portion | : 1 Tasse Soße + 1 Tasse Nudeln |
| Kalorien | : 461 |
| Gesamtfett | : 0,5 g |
| Gesättigte Fettsäuren | : in Spuren |
| Cholesterin | : 0 mg |

**Variation mit Joghurtsoße:**

| | |
|---|---|
| 1 Portion | : 1 Tasse Soße + 1 Tasse Nudeln |
| Kalorien | : 471 |
| Gesamtfett | : 0,5 g |
| Gesättigte Fettsäuren | : in Spuren |
| Cholesterin | : in Spuren |

## Linguini mit geröstetem Paprika und Kräuter-Tomatensoße     Pamela Morgan
ergibt 3 Tassen Soße (3 Portionen)

Dies ist eine sehr einfache, frische Tomatensoße. Durch die Zugabe von Paprika und Balsamico-Essig erhält sie einen einmaligen Geschmack.

2 rote Paprikaschoten
10 reife Fleischtomaten, enthäutet, entkernt und kleingeschnitten
6 Knoblauchzehen
½ Tasse gehackte Zwiebeln
1 EL Balsamico-Essig
1 TL Salz
frisch gemahlener schwarzer Pfeffer nach Geschmack
1 TL Zucker
½ TL rote scharfe Chiliflocken
1 EL frisch gehacktes Basilikum
1 EL frisch gehackte Petersilie
frische Basilikumblätter und frisch gestoßener schwarzer Pfeffer zum Garnieren
70 g (Trockengewicht) Linguini oder andere Nudeln pro Person

Paprikaschoten im Backofen bei mehrmaligem Wenden unter dem Elektrogrill rösten, bis die Haut Blasen wirft und schwarzbraun ist. In eine Plastiktüte geben und 10 bis 15 Minuten fest verschlossen halten. Die abgekühlten Paprikaschoten aus der Tüte nehmen und die Schotenhaut, die sich nun leicht ablösen läßt, entfernen. Die Paprikaschoten anschließend aufschlitzen, Stengel und Samen entfernen und zusammen mit 1 Tasse Tomaten in einen Mixer geben.

Die Knoblauchzehen im Backofen bei 200° C rösten. Die Haut entfernen. Die Knoblauchzehen zusammen mit den Zwiebeln, dem Balsamico-Essig, Salz und Pfeffer zur Paprika-Tomaten-Mischung in den Mixer geben und 20 Sekunden lang zerkleinern.

Die Mischung in einen mittelgroßen Soßentopf geben. Restliche Tomaten, Zucker und rote Chiliflokken hinzufügen und 5 Minuten lang kochen. Frische Basilikumblätter und Petersilie dazugeben und sofort von der Herdplatte nehmen.

Die Nudeln in einem großen Topf mit kochendem Wasser nach Packungsanweisung, jedoch ohne Salz »al dente« (weich, aber bißfest) garen. Abgießen und noch warm mit der Kräuter-Tomatensoße mischen. Mit Basilikumblättern und gestoßenem schwarzem Pfeffer garnieren.

| | |
|---|---|
| 1 Portion | : 1 Tasse Soße + 1 Tasse Nudeln |
| Kalorien | : 313 |
| Gesamtfett | : 1,3 g |
| Gesättigte Fettsäuren | : 0,3 g |
| Cholesterin | : 0 mg |

## Auberginen-Lasagne  MARK HALL
ergibt eine Auflaufform von 20 × 17 cm (4 Portionen)

Einige gegrille Auberginenstreifen vor dem Backen über die letzte Schicht Nudeln gelegt, machen dieses Gericht zu einem Augenschmaus.

**Tomatensoße:**
1 Dose ganze Tomaten (etwa 800 g), mit Saft
1²/₃ Tasse gehackte Zwiebeln
2 gehackte Knoblauchzehen
1 TL getrockneter Majoran
2 TL getrockneter Oregano
1 oder 2 Lorbeerblätter
4 EL Rotwein
2 mittelgroße Auberginen (etwa 230 g)
1 TL frisch gehackte Petersilie

140 g ei- und fettfreie, gekochte Spinat-Lasagne-Nudeln
frisch gehacktes Basilikum zum Garnieren

Für die Soße Tomaten pürieren und beiseite stellen. Die Zwiebeln zusammen mit dem Knoblauch, dem Majoran, dem Oregano und den Lorbeerblättern in Rotwein schmoren. Wenn der Wein reduziert ist und die Zwiebeln weich sind, die pürierten Tomaten hinzugeben. Unter häufigem Umrühren etwa 1 Stunde dicklich einkochen lassen.

Die Auberginen in 1 cm dicke Scheiben schneiden. Diese zusammen mit ein wenig Wasser auf ein mit Backpapier ausgelegtes Backblech legen. Mit Petersilie bestreuen, abdecken und bei 200° C etwa 12 bis 15 Minuten lang backen, bis die Auberginenscheiben durch und durch weich sind.

Den Backofen auf 200° C vorheizen. ¹/₂ Tasse Tomatensoße auf den Boden der Auflaufform verteilen. Eine Schicht Lasagnenudeln, etwas Soße und Auberginenscheiben daraufgeben. Nochmals eine Schicht Lasagnenudeln, Tomatensoße und Auberginen einfüllen. Mit einer weiteren Schicht Nudeln und Tomatensoße abschließen. Mit frischem Basilikum garnieren. Die Auflaufform zudecken und 20 bis 30 Minuten lang bakken, bis die Soße brodelt.

| | |
|---|---|
| 1 Portion | : ¹/₄ Auflaufform |
| Kalorien | : 261 |
| Gesamtfett | : 0,7 g |
| Gesättigte Fettsäuren | : 0,1 g |
| Cholesterin | : 0 mg |

## Nudeln mit Kreole-Soße       Mark Hall
ergibt 3¼ Tassen (3 bis 4 Portionen)

Diese auf Tomaten basierende Soße ist sehr würzig. Der Cayennepfeffer trägt in diesem Rezept nicht zur Schärfe, sondern in erster Linie zu einem ausgewogenen Geschmack bei. Die Kreole-Soße paßt ebenso gut zu Reis.

½ Tasse getrocknete Kidneybohnen oder 1⅓ Tassen gekochte
5 Tassen Wasser
6 Lorbeerblätter
1½ Tassen gehackte Zwiebeln
⅓ Tasse trockener Rotwein
½ Tasse grüne Paprikaschoten, dünn geschnitten
2 Tassen Dosentomaten, püriert
1 TL frisch gehackter Knoblauch
1 EL getrockneter Oregano
½ TL getrockneter Thymian
⅛ TL Cayennepfeffer
1 TL Reisweinessig
Salz
¼ TL frisch gemahlener schwarzer Pfeffer
70 g Nudeln (Trockengewicht) pro Person

Werden gekochte Bohnen verwendet, kann der nachfolgende Schritt übergangen werden. Bohnen waschen und über Nacht in Wasser einweichen. Am nächsten Tag abschütten und mit 5 Tassen Wasser und 4 Lorbeerblättern zum Kochen bringen. Etwa 1½ Stunden garen. Anschließend Lorbeerblätter entfernen, Bohnen abschütten und beiseite stellen.

    Gehackte Zwiebeln in Rotwein weichdünsten. Anschließend Paprika zugeben. Bevor dieser vollständig weich ist, Tomaten, Knoblauch, Oregano, Thymian und restliche zwei Lorbeerblätter hinzufügen. Alles 20 bis 25 Minuten schmoren lassen. Abschließend Kidneybohnen, Cayennepfeffer und Reisweinessig untermischen und mit Salz und Pfeffer abschmecken.

Nudeln nach Packungsanweisung, jedoch ohne Salz »al dente« (weich oder bißfest) garen. Abschütten und mit Kreole-Soße servieren.

**Variation:**
1 TL Ancho-Chili-Püree in die Kreole-Soße rühren.
Für dieses Püree eine getrocknete Chilischote von den Kernen befreien und etwa eine Stunde in reichlich Wasser einweichen. Anschließend abschütten, dabei die Flüssigkeit auffangen. Die Chilischote mit etwas Flüssigkeit pürieren. Dies sollte 1 Eßlöffel Püree ergeben.

| | |
|---|---|
| 1 Portion | : 1 Tasse Soße + 1 Tasse Nudeln |
| Kalorien | : 375 |
| Gesamtfett | : 1,0 g |
| Gesättigte Fettsäuren | : 0,2 g |
| Cholesterin | : 0 mg |

## Nudeln mit Auberginen-Paprikasoße
ergibt 2 Tassen Soße (2 bis 4 Portionen)   MARK HALL

Während Auberginen als Füllung für Lasagne durchaus denkbar sind, zieht man sie normalerweise als Grundlage für eine Nudelsoße nicht in Erwägung – daher ist dieses Gericht etwas außergewöhnlich.

1 große rote Paprikaschote
3¹/₂ Tassen gewürfelte Auberginen (etwa 230 g)
¹/₂ Tasse trockener Rotwein
¹/₈ TL frisch gemahlener schwarzer Pfeffer
³/₄ Tasse gehackte Zwiebeln
¹/₂ TL frisch gehackter Knoblauch
1 Tasse Gemüsebrühe
5 ober 6 Basilikumblätter
Salz
70 g Nudeln pro Portion

Die Paprikaschoten im Backofen in einer flachen Pfanne rösten, bis die äußere Haut Blasen wirft und schwarzbraun ist. Regelmäßig wenden. Herausnehmen, in eine Schüssel legen und mit einem Teller abdecken. Paprikaschoten 15 Minuten ausdünsten lassen, damit das Fleisch weich wird und sich die Haut leichter ablösen läßt. Anschließend entkernen und in Stifte oder Julienne-Streifen schneiden. Man benötigt $1/2$ Tasse feine Streifen à la Julienne. Dann beiseite stellen.

Die Zwiebeln und den Knoblauch in dem restlichen Rotwein kochen. Wenn die Zwiebeln weich sind, Auberginenpüree, Paprikaschoten und Gemüsebrühe hinzugeben. Etwa 15 Minuten lang kochen lassen. Die Basilikumblätter vorsichtig zusammenrollen, in Ringe schneiden (man benötigt 1 Eßlöffel voll) und zu der Soße geben. Je nach Geschmack noch etwas Salz und Pfeffer hinzufügen.

Die Nudeln nach Packungsanweisung, jedoch ohne Salz »al dente« (weich, aber bißfest) garen. Abgießen und die Auberginen-Paprikasoße darüber geben.

| | |
|---|---|
| 1 Portion | : $1/2$ Tasse Soße + 1 Tasse Nudeln |
| Kalorien | : 273 |
| Gesamtfett | : 0,4 g |
| Gesättigte Fettsäuren | : in Spuren |
| Cholesterin | : 0 mg |

## Nudeln mit Paprika-Linsen-Soße
ergibt 2 Tassen Soße (4 Portionen)  MARK HALL

Für dieses Rezept kann jede Art von Nudeln verwendet werden. Die Soße ist eine Kombination aus Linsen, pürierten Paprikaschoten und Zwiebeln.

½ Tasse getrocknete Linsen
4 Tassen Wasser
2 Lorbeerblätter
1½ Tassen gewürfelte Zwiebeln
2 zerdrückte Knoblauchzehen
1 EL getrocknetes Basilikum
¼ Tasse plus 2 EL Burgunder oder anderer Rotwein
2 Tassen gehackte süße, rote Paprikaschoten
1 TL Balsamico-Essig
Salz nach Geschmack
frisch gemahlener schwarzer Pfeffer
70 g ungekochte Nudeln pro Person
¼ Tasse frisch gehacktes Basilikum zum Garnieren

Linsen abspülen und aussortieren. 4 Tassen Wasser zum Kochen bringen. Linsen und Lorbeerblätter hineingeben und so lange kochen lassen, bis die Linsen weich sind, aber noch nicht ihre Form verloren haben. Abgießen und die Lorbeerblätter entfernen.

Die Zwiebelwürfel mit Knoblauch und getrocknetem Basilikum in Rotwein dünsten. Gehackte Paprikaschoten dazugeben und 25 bis 30 Minuten mitschmoren lassen. Das Gemüse anschließend in einem Mixer pürieren. Die Linsen unter die Soße rühren (nicht mit pürieren!), Essig hinzufügen und mit Salz und Pfeffer abschmecken.

Die Nudeln nach Packungsanweisung, jedoch ohne Salz »al dente« (weich, aber bißfest) garen. Abgießen und die Paprika-Linsen-Soße darüber geben. Anschließend mit frischem Basilikum garnieren.

| 1 Portion | : ½ Tasse Soße + 1 Tasse Nudeln |
|---|---|
| Kalorien | : 345 |
| Gesamtfett | : 0,9 g |
| Gesättigte Fettsäuren | : 0,1 g |
| Cholesterin | : 0 mg |

## Japanische Buchweizennudeln mit Gemüse    Mark Hall
ergibt je 6 Tassen Soße und Nudeln (6 Portionen)

Für dieses asiatische Gericht werden die Gemüse zunächst sautiert, anschließend mit Adzuki-Bohnen gemischt und mit einer Ingwersoße zu den Buchweizennudeln serviert. Eine Portion enthält 190 mg Natrium.

½ Tasse getrocknete Adzuki-Bohnen
3½ Tassen Wasser
1 Tasse Zwiebelwürfel
1 TL frisch gehackter Knoblauch
1 EL frisch gehackter Ingwer
1 Tasse Möhrenwürfel
1½ Tassen Rotkohl, in feinen Streifen
2 Tassen kleingeschnittener Bok choy
2 TL Pfeilwurzelmehl
1 EL Sojasoße
160 g gekochte Japanische Buchweizennudeln

Adzuki-Bohnen waschen und über Nacht in Wasser einweichen. Am nächsten Tag abschütten und in 2 Tassen Wasser etwa 45 bis 60 Minuten garen. Abschütten und beiseite stellen.

Zwiebeln mit Knoblauch und Ingwer in ½ Tasse Wasser weichdünsten. Möhrenwürfel hinzugeben und mitdünsten. Nach einigen Minuten den Rotkohl zufügen. Wenn dieser beginnt weich zu werden, Bok choy dazugeben. Die Gemüse sollten weich, aber dennoch bißfest sein. Da die Kochflüssigkeit die Grundlage für die Soße bildet, diese nicht ganz verdampfen lassen. Das Pfeilwurzelmehl in der Sojasoße auflösen und mit 1 Tasse Wasser zu dem Gemüse geben. So lange rühren, bis die Soße dick wird.

Das Gemüse mit den Bohnen mischen und über die gekochten Nudeln geben.

| | |
|---|---|
| 1 Portion | : 1 Tasse Soße und Gemüse + 1 Tasse Nudeln |
| Kalorien | : 296 |
| Gesamtfett | : 0,4 g |
| Gesättigte Fettsäuren | : in Spuren |
| Cholesterin | : 0 mg |

### Nudeln mit Tomaten-Linsen-Soße

ergibt 2³/₄ Tassen Soße (3 bis 5 Portionen)  MARK HALL

Diese sehr kräftige Soße paßt auch sehr gut zu Lasagne.

1 Tasse Zwiebelwürfel
1¹/₂ TL frisch gehackter Knoblauch
1¹/₂ TL getrocknetes Basilikum
1¹/₂ TL getrockneter Oregano
¹/₄ Tasse trockener Rotwein
¹/₂ Tasse getrocknete Linsen oder 1 Tasse gekochte
4 Lorbeerblätter
1¹/₂ Tassen Wasser
1¹/₂ Tassen Tomatenpüree
Salz
frisch gemahlener schwarzer Pfeffer
70 g ungekochte Nudeln pro Portion

Zwiebelwürfel mit Knoblauch, Basilikum und Oregano in Rotwein dünsten. Werden gekochte Linsen verwendet, kann der nachfolgende Zubereitungsschritt übergangen werden; in diesem Fall entfällt auch die Verwendung von Lorbeerblättern. Zwischenzeitlich Linsen mit Lorbeerblättern in 1¹/₂ Tassen Wasser etwa 30 Minuten kochen lassen, dabei jedoch nicht übergaren.

Wenn die Zwiebeln weich sind, das Tomatenpüree hinzufügen und etwa 20 Minuten zu einer dicklichen Soße einkochen lassen.

Aus den gekochten Linsen die Lorbeerblätter entfernen. Linsen abschütten und zur Soße geben. Mit Salz und Pfeffer abschmecken.

Nudeln nach Packungsanweisung, jedoch ohne Salz »al dente« (weich, aber bißfest) garen. Anschließend abschütten und mit der Tomaten-Linsen-Soße servieren.

| 1 Portion | : 1 Tasse Nudeln<br>+ 1 Tasse Soße |
|---|---|
| Kalorien | : 422 |
| Gesamtfett | : 0,9 g |
| Gesättigte Fettsäuren | : 0,1 g |
| Cholesterin | : 0 mg |

# Suppen

Einige der in diesem Kapitel enthaltenen Suppen sind für sich allein schon Hauptgerichte, wie z. B. die Minestrone, die Spanische Kichererbsensuppe sowie die Linsen-Maisbrei-Suppe. Andere, wie beispielsweise die Gazpacho, eignen sich mehr für leichtere Mahlzeiten oder als Vorspeise. Dazu wird Vollkornbrot und Salat gereicht. Die hier vorgestellten Suppen sind sättigend, obwohl sie weder mit Sahne angedickt noch mit Käse oder Fleischfond zubereitet werden. Die pürierten vegetarischen Suppen werden teilweise mit Kartoffeln gebunden, die Bohnensuppen teilweise oder vollständig in einem Mixer cremig püriert. Viele dieser Suppen, speziell die Bohnensuppen, lassen sich gut einfrieren.

## *Suppenfonds*

Ein guter Suppenfond dient dazu, den Geschmack zu verstärken, und liefert eine aromatische Grundlage für viele Gemüsesorten. Dazu werden eine Reihe unterschiedlicher Zutaten benötigt, die insgesamt einen klaren abgerundeten Geschmack ergeben. Kein Gemüse oder Gewürz sollte dominieren. Diese Art Fond ist sehr nützlich für einfache und doch delikate Suppen, wie z. B. eine Suppe aus Lauch und Reis, oder für eine geschmackvolle Soßengrundlage.

Hier werden zwei Suppenfond-Rezepte vorgestellt, zum einen ein sommerliches und zum anderen ein kräftigeres, herzhaftes winterliches Rezept. Dies sind jedoch nur Vorschläge. Falls Sie eine der Zutaten gerade nicht zur Hand haben, wie z. B. Lauch oder Sellerie, oder nur schwer bekommen können, dann lassen Sie es entweder ganz weg oder ersetzen Sie es durch etwas anderes, eine Zwiebel etwa oder etwas Selleriesamen. Andererseits können aber auch andere aromatische Zutaten, wie z. B. Bohnenkochbrühe, oder andere Gemüsezutaten verwendet werden.

Bei der Zubereitung von Fonds jeder Art sind einige Grundregeln zu beachten. Zunächst ist jeder Fond nur so gut wie seine Zutaten, das heißt, in einen Fond gehört kein übriggebliebenes, ausgelaugtes Gemüse, sondern nur frische, reife Produkte.

Alles sollte gut gewaschen und kleingeschnitten sein, damit sich der Geschmack schneller und vollständig entfalten kann. Ein Gemüsefond sollte nicht übergart werden, denn im Gegensatz zu Fleischfonds wird dem Gemüse nach nur vierzig Minuten schon das Aroma entzogen.

Es ist wichtig, den Fond gleich nach dem Kochen durchzusieben, da einige Kräuter und Gemüse nach längerer Zeit bitter werden. Für einen konzentrierten Gemüsefond die Brühe nach dem Durchsieben weiter einkochen lassen. Kohl und Kohlgemüse wie z. B. Kohlrabi, Blumen- und Rosenkohl, Broccoli und Rüben sollten für einen Gemüsefond nicht verwendet werden, da der durchdringende Kohlgeschmack einen Fond verderben kann.

Wie bereits erwähnt, handelt es sich bei den nachfolgenden Rezepten um Anregungen. Experimentieren Sie selbst mit verschiedenen Kräutern, Gemüsen, Hülsenfrüchten und getrockneten Pilzen.

## *Suppenzubereitung ohne separaten Fond*

Obwohl Suppenfonds eine große Hilfe beim Kochen sind, erfordern sie etwas Aufwand und Planung, da sie auf einer Menge von Zutaten basieren, die sie kräftig und schmackhaft werden lassen. Es gibt aber noch einen anderen, einfacheren Weg, Suppen und Fonds zuzubereiten. Hierbei wird aus den »Abfällen« von frisch geputztem Gemüse, welches für eine Suppe verwendet wird, ein Fond hergestellt. Für den Fond einer Lauch-Kartoffel-Pilzsuppe beispielsweise werden die Wurzeln und Blätter vom Lauch, die Kartoffelschalen (evtl. eine Kartoffel zusätzlich) und die Pilzstiele des geputzten Gemüses in fünf bis sechs Tassen Wasser mit einem Lorbeerblatt, einigen Petersilienzweigen und einer Prise Thymian etwa 20 Minuten gekocht. Für die Spargel-Erbsensuppe z. B. kann aus den Spargelenden, den Erbsenschoten, etwas Petersilie, Lorbeerblättern und evtl. ein paar Zwiebelscheiben ein schneller Fond zubereitet werden.

Die Gemüseabfälle müssen nicht unbedingt 30 bis 40 Minuten gekocht werden. 15 Minuten reichen aus. 5–6 Tassen Wasser anstelle der in den Gemüsefond-Rezepten vorgeschlagenen 8–9 Tassen sind genug, um eine Menge an Aroma herauszuziehen. Während der Kochzeit dieses einfachen Fonds kann das restliche Gemüse für die Suppe vorbereitet werden.

Für die Zubereitung eines solch einfachen Fonds steht eine Vielfalt von Zutaten zur Verfügung. Einige der nachfolgend genannten mögen ungewöhnlich erscheinen, ergeben aber eine Menge an Aroma, wie z. B. der Samen und die harte Schale von Winterkürbis, abgeschabte Maiskolben, Erbsenschoten, die knorrige Schale von Selleriewurzeln, die narbigen Reste von Fenchelknollen, die Stengel von Lauchwurzeln, die harten Enden vom Spargel, die blattlosen Stiele von gerupfter Petersilie, von Mangold und Spinat etc. Geeignet sind auch die äußeren Kopfsalatblätter, die man nicht im Salat verwenden möchte, ebenso wie die Blätter und Stiele vieler Kräuter. Versuchen Sie alles. Wenn Sie sich bei einer der Zutaten bezüglich des Aromas nicht sicher sind, kochen Sie es allein, um zu probieren, welcher Geschmack sich entfaltet.

## Sommergemüsefond          Deborah Madison
ergibt 6 Tassen

Dieser Fond wird aus Sommergemüsen zubereitet. Achten Sie darauf, auch »Abfälle« von anderen Gemüsen sowie Kräutern hinzuzufügen, die Sie zur Zeit verwenden, nicht jedoch Gemüsesorten mit einem starken Eigengeschmack, wie z. B. Broccoli, Kohlrabi oder Rosenkohl.

1 mittelgroße Kartoffel
2 mittelgroße Möhren
1 Tasse gehackter Lauch, einschließlich der Wurzeln und der festen grünen Blätter
1 Zwiebel
2 Selleriestangen und eine Handvoll Sellerieblätter
3 reife Tomaten
3 mittelgroße Zucchini
100 g grüne Bohnen
1 Tasse Auberginenwürfel
6 Mangold- oder Spinatblätter
8 ganze Petersilienstengel
1 TL getrocknetes Basilikum oder einige große frische Basilikumblätter
1 TL getrockneter Majoran oder einige frische Majoranzweige
2 Lorbeerblätter
1 Prise Thymian
1 TL Nährhefe
9 Tassen Wasser

Alle Gemüsezutaten gut waschen. Kartoffeln schälen, Möhren schaben. Die Gemüsezutaten in 1 cm große Stücke schneiden und zusammen mit 9 Tassen kaltem Wasser in einem Kochtopf aufkochen lassen. Die Hitze reduzieren und etwa 30 Minuten köcheln lassen. Durchseihen und die Flüssigkeit aufbewahren.

| 1 Tasse | : 23 Kalorien |
|---|---|
| Gesamtfett | : 0,2 g |

Gesättigte Fettsäuren : in Spuren
Cholesterin : 0 mg

## Wintergemüsefond
ergibt 6 Tassen

Deborah Madison

Dieser Fond hat ein kräftigeres Aroma, das besser mit den herzhaften Suppen der kalten Jahreszeit harmoniert. Benutzen Sie genau wie beim Sommergemüsefond auch hier zusätzlich »Abfälle« von anderem Saisongemüse, wie z. B. von Pastinaken, Fenchel oder Selleriewurzeln. Dieser Fond kann ebenfalls eingekocht und als Soßengrundlage für Gemüsestews verwendet werden.

1 Tasse gehackter Lauch (Wurzeln und die festen grünen Blätter)
1 Zwiebel
2 mittelgroße Möhren
3 Selleriestangen und eine Handvoll Sellerieblätter
1 Tasse Winterkürbis, gewürfelt, oder Kürbissamen und die Schale
2 mittelgroße Kartoffeln
½ kleine Selleriewurzel oder die Schalen einer ganzen Sellerieknolle
¼ Tasse Linsen
einige Mangoldstiele
ein paar Mangold- oder Kopfsalatblätter
10 ganze Petersilienstengel
5 Knoblauchzehen
½ TL getrockneter Thymian
½ TL getrockneter Salbei oder 4–5 Salbeiblätter
2 Lorbeerblätter
1–2 TL Nährhefe

Alle Gemüsezutaten gut waschen. Kartoffeln schälen, Möhren schaben. Die Gemüse in 1 cm große Stücke schneiden und zusammen mit 9 Tassen kaltem Wasser in einen Kochtopf geben. Zum Kochen bringen und

40 Minuten köcheln lassen. Durchseihen und die Flüssigkeit aufbewahren.

Für einen intensiveren Geschmack des Fonds diesen nach dem Durchseihen weiterköcheln und reduzieren lassen.

| 1 Tasse | : 30 Kalorien |
| --- | --- |
| Gesamtfett | : 0,2 g |
| Gesättigte Fettsäuren | : in Spuren |
| Cholesterin | : 0 mg |

## Pilzbrühe
ergibt 6 Tassen (6 Portionen)

DEBORAH MADISON

Die Kombination aus getrockneten Wildpilzen, wie Morcheln oder Steinpilzen, und frischen Pilzen macht diese leichte Brühe sehr schmackhaft. Die Pilzkonsommée eignet sich als Vorspeise für ein mehrgängiges Menü. Sie kann aber auch als Fond zum Kochen von Reis, Gerste oder anderem Getreide verwendet werden. Servieren Sie sie entweder klar oder mit einer Einlage aus gekochtem Reis, Nudeln, frischen Kräutern oder dünngeschnittenen Pilzen.

30 g getrocknete Pilze, z. B. Morcheln oder Steinpilze
2 kleine Lorbeerblätter
1 Prise Thymian
5 ganze Petersilienzweige
1 Zwiebel, gewürfelt
1 Stange Lauch, einschließlich der weißen Teile und Wurzeln, gewaschen und kleingeschnitten
6 grob gehackte Knoblauchzehen
900 g frische Pilze, fein gehackt
$2^{1/4}$ l Wasser
Zitronensaft und 1/4 Tasse Madeira zum Abschmecken
frisch gemahlener schwarzer Pfeffer

Alle Zutaten – mit Ausnahme von Zitronensaft, Madeira und Pfeffer – in einen großen Kochtopf geben und 2¼ Liter kaltes Wasser zugießen. Aufkochen lassen, anschließend die Hitze reduzieren und mit geschlossenem Deckel 1½ Stunden köcheln lassen. Die Brühe durchsieben und dabei das Gemüse gut ausdrücken, um soviel Flüssigkeit wie möglich zu erhalten. Zum Klären der Brühe diese durch einen großen Kaffeefilter oder durch ein Küchentuch filtern. Die Pilzbrühe bis zum Verbrauch im Kühlschrank aufbewahren.

Vor dem Anrichten die Suppe langsam erwärmen (nicht kochen). Mit Zitronensaft und Madeira abschmecken. In vorgewärmten Suppentassen klar oder mit einer Reis- bzw. Nudeleinlage und etwas frisch gemahlenem schwarzem Pfeffer servieren.

| | |
|---|---|
| 1 Portion | : 1 Tasse |
| Kalorien | : 20 |
| Gesamtfett | : 0,1 g |
| Gesättigte Fettsäuren | : in Spuren |
| Cholesterin | : 0 mg |

### Gemüsefond    Wolfgang Puck
ergibt etwa 3 Liter

Knoblauch und Ingwer geben diesem Fond eine besondere Note.

450 g Zwiebeln, in große Stücke geschnitten
350 g Möhren, kleingeschnitten
200 g Selleriestangen, kleingeschnitten
1 Knolle Knoblauch, in Zehen zerlegt
30 g frischer Ingwer, kleingeschnitten
1 EL gehackter frischer Thymian
1½ TL Pfefferkörner
1 Lorbeerblatt
3½ l Wasser

Alle Zutaten in einem großen Topf zum Kochen bringen. Die Hitze reduzieren und etwa 3 Stunden leise köcheln lassen. Anschließend in ein sauberes Gefäß sieben und nach Bedarf verwenden.

| | |
|---|---|
| 1 Tasse | : 22 Kalorien |
| Gesamtfett | : 0,1 g |
| Gesättigte Fettsäuren | : in Spuren |
| Cholesterin | : 0 mg |

## Leichte Tomatensuppe          Mollie Katzen
ergibt 3 Tassen (3 Portionen)

Diese Tomatensuppe besteht hauptsächlich aus Tomaten und den am besten dazu passenden Gewürzen: Knoblauch, Basilikum, Petersilie und Dill. Ein Hauch von Zucker nimmt die Säure, so daß weder Öl noch Sahne notwendig sind. Diese Suppe kann einige Tage im voraus zubereitet werden und läßt sich sehr gut aufwärmen.

1,4 kg frische, reife Tomaten, kleingeschnitten
4 gehackte Knoblauchzehen
6–8 frische Basilikumblätter oder 2 TL getrocknetes Basilikum
2 EL brauner Zucker
1 TL Salz
frisch gemahlener schwarzer Pfeffer
frisch gehackte Petersilie und/oder Dill zum Garnieren (wahlweise)

Tomaten, Knoblauch und Basilikum in einen großen Topf geben. Zugedeckt bei mittlerer Hitze 10 bis 15 Minuten kochen lassen. Anschließend von der Herdplatte nehmen und etwas abkühlen lassen. Die Basilikumblätter entfernen und die Tomaten mit dem Knoblauch zu einer glatten und geschmeidigen Masse pürieren.

Die Tomatensuppe durch ein mittelfeines Sieb zurück in den Topf streichen und mit Zucker, Salz und Pfeffer abschmecken.

Die Suppe kurz vor dem Servieren erwärmen. Falls gewünscht, mit etwas Petersilie und/oder Dill bestreuen.

| | |
|---|---|
| 1 Portion | : 1 Tasse |
| Kalorien | : 131 |
| Gesamtfett | : 1,0 g |
| Gesättigte Fettsäuren | : 0,3 g |
| Cholesterin | : 0 mg |
| Natrium | : 756 mg |

## Gazpacho  Mark Hall
ergibt 6 Tassen (6 Portionen)

Diese Suppe braucht nicht gekocht zu werden und kann gekühlt oder mit Zimmertemperatur serviert werden.

1 Tasse rote Zwiebeln, fein gewürfelt
1 1/2 Tassen Gurken, entkernt und fein gewürfelt
3/4 Tasse rote Paprikaschoten, entkernt und fein gewürfelt
1/2 Tasse grüne Paprikaschoten, entkernt und fein gewürfelt
800 g Tomatenpüree aus der Dose
1 TL frisch gehackter Knoblauch
1/4 Tasse Reisweinessig
1/8 TL Cayennepfeffer
1/2 TL frisch gemahlener schwarzer Pfeffer
1/4 Tasse trockener Rotwein
2 TL frischer Limonensaft
1/4 Tasse Wasser
1/4 Tasse frisch gehackte Korianderblätter
Salz

Gemüsezutaten zum Tomatenpüree geben. Knoblauch, Essig, Cayennepfeffer und schwarzen Pfeffer, Rotwein, Limonensaft, Wasser und Koriander hinzufügen. Alles gut vermengen, mit Salz würzen und sofort servieren.

| | |
|---|---|
| 1 Portion | : 1 Tasse |
| Kalorien | : 82 |
| Gesamtfett | : 0,5 g |
| Gesättigte Fettsäuren | : in Spuren |
| Cholesterin | : 0 mg |

## Möhrensuppe mit Ingwer, Orange und Koriander   Mark Hall
ergibt 4 Tassen (4 Portionen)

Diese Suppe kann warm oder heiß serviert werden. Der Ingwer verleiht dem Ganzen einen erfrischenden Effekt.

1 1/2 Tassen Zwiebeln, grob gehackt
1/4 Tasse Wasser
3 Tassen Möhren, geputzt und gewürfelt
1 EL frisch gehackter Ingwer
1 1/2 Tassen Gemüsefond oder Wasser
1/2 Tasse Orangensaft
gehackte Korianderblätter zum Garnieren
Salz
frisch gemahlener schwarzer Pfeffer

Die Zwiebeln im Wasser glasig dünsten. Möhren hinzugeben, dann den Ingwer und mit dem Gemüsefond oder Wasser knapp bedecken. So lange kochen lassen, bis die Möhren gar sind. Anschließend die Möhrenmischung pürieren. Orangensaft zugießen und eventuell noch mehr Fond oder Wasser zugießen, bis die gewünschte Konsistenz erreicht ist. Mit Salz und Pfeffer würzen und mit gehackten Korianderblättern garnieren.

| 1 Portion | : 1 Tasse |
|---|---|
| Kalorien | : 81 |
| Gesamtfett | : 0,4 g |
| Gesättigte Fettsäuren | : in Spuren |
| Cholesterin | : 0 mg |

## Pikante Möhren-Tomatensuppe
ergibt 8 Tassen (8 Portionen)     JUDY TALBOTT

Der pikante Geschmack dieser Suppe verstärkt sich mit der Zeit immer mehr.

1 große Zwiebel, gehackt
2 Tassen Wasser
5 Tassen Möhren, in $1/2$ cm dicken Scheiben
6 Tassen reife Tomaten, enthäutet und gehackt
$1/4$ TL Tabasco oder nach Geschmack
$1/4$ Tasse frisch gehackter oder 2 TL getrockneter Dill
2 TL getrockneter Estragon
Salz
frisch gemahlener schwarzer Pfeffer
1 Tasse Magermilchjoghurt zum Garnieren

Die gehackte Zwiebel mit $1/4$ bis $1/2$ Tasse Wasser in einem großen Suppentopf glasig dünsten. Möhrenscheiben und das restliche Wasser hinzufügen. 30 Minuten köcheln lassen. Die Tomaten dazugeben und weitere 30 bis 45 Minuten köcheln lassen, bis die Tomaten vollständig zerfallen sind. Die Suppe von der Herdplatte nehmen und pürieren. Tabasco, Dill und Estragon hinzufügen und mit Salz und Pfeffer abschmecken. Die Möhren-Tomatensuppe heiß oder kalt mit einem großen Klecks Magermilchjoghurt servieren.

| | |
|---|---|
| 1 Portion | : 1 Tasse |
| Kalorien | : 82 |
| Gesamtfett | : 0,6 g |
| Gesättigte Fettsäuren | : 0,1 g |
| Cholesterin | : in Spuren |

## Tomatillosuppe mit Mais und Koriander

MARK HALL

ergibt 4 Tassen (4 Portionen)

570 g ganze Tomatillos (etwa 1 Tasse pürierte)
2 große frische Maiskolben
1 1/2 Tassen rote Zwiebeln, gehackt
1/4 Tasse + 2 TL trockener Weißwein
1 1/2 TL frisch gehackter Knoblauch
1 Tasse rote Paprikaschoten, fein gewürfelt
1 Tasse Gemüsefond
1/8 TL Cayennepfeffer
1/2 TL frisch gemahlener schwarzer Pfeffer
2 EL gehackte Korianderblätter
Salz
Koriander, Zwiebeln und Tortillachips zum Garnieren

Tomatillos enthülsen und abspülen. Anschließend in kochendem Wasser blanchieren, bis die Tomatillos eine olivgrüne Farbe annehmen. Das Wasser abgießen und die Tomatillos pürieren. Beiseite stellen.
Die Maiskörner mit der Rückseite eines Messers von den Kolben kratzen (ergibt etwa 2 Tassen Maiskörner).
Die Zwiebeln mit dem gehackten Knoblauch in Weißwein glasig dünsten. Anschließend Maiskörner und Paprika hinzufügen und weich kochen. Gemüsefond, die pürierten Tomatillos, Cayennepfeffer und schwarzen Pfeffer hinzufügen. Etwa 15 Minuten köcheln lassen, damit sich der volle Geschmack entfalten kann.

Zum Schluß gehackte Korianderblätter hinzufügen, mit Salz würzen, garnieren und servieren.

| | |
|---|---|
| 1 Portion | : 1 Tasse |
| Kalorien | : 145 |
| Gesamtfett | : 1,5 g |
| Gesättigte Fettsäuren | : 0,2 g |
| Cholesterin | : 0 mg |

## Kohlborschtsch
ergibt 4 Tassen (4–5 Portionen)

MARY CARROLL

Bei diesem Rezept handelt es sich um die Variante einer klassischen russischen Suppenspezialität.

2 EL Sherry
2½ Tassen Gemüsefond
1 Tasse Zwiebeln, gewürfelt
½ Tasse rote Beten, geputzt und fein gewürfelt
½ Tasse Möhren, fein gewürfelt
1½ Tassen Rotkohl, fein geschnitten
½ Tasse Kartoffeln, gewürfelt
¼ Tasse Sellerie, gewürfelt
½ TL zerstoßene Kümmelsamen
¼ TL frisch gemahlener schwarzer Pfeffer
⅛ TL Dillkraut
2 EL Apfelessig
2 EL Apfelsaftkonzentrat
1½ TL gehackte Rosinen
½ Tasse Tomatenpüree
Salz
Magermilchjoghurt zum Garnieren

Sherry, ¼ Tasse Gemüsefond und die Zwiebeln in einen Suppentopf geben und etwa 10 Minuten köcheln lassen. Rote Bete, Möhren, Rotkohl, Kartoffeln, Sellerie sowie eine weitere Tasse Gemüsefond hinzufügen und etwa 10 Minuten bei mittlerer Hitze kochen lassen. Dabei regelmäßig umrühren. Restlichen Gemüsefond, Gewürze, Essig, Apfelsaftkonzentrat, Rosinen und Tomatenpüree dazugeben. Kurz aufkochen lassen, Hitze reduzieren und weitere 40 Minuten köcheln lassen. Mit Magermilchjoghurt garnieren und warm servieren.

1 Portion (ohne Joghurt) : 1 Tasse
Kalorien : 102
Gesamtfett : 0,3 g
Gesättigte Fettsäuren : in Spuren
Cholesterin : 0 mg

## Kartoffelsuppe  MARK HALL
ergibt 5 Tassen (5–6 Portionen)

Dies ist eine äußerst schmackhafte und attraktive Suppe. Das gewürfelte Gemüse, welches auf die Suppe gestreut wird, sieht aus wie Konfetti.

550 g Kartoffeln, geschält und geviertelt
1 1/2 Tassen Zwiebeln, gewürfelt
1 EL frisch gehackter Knoblauch
1 EL frisch gehacktes Basilikum
1/2 Tasse trockener Weißwein
1/2 Tasse Möhren, fein gewürfelt
1/2 Tasse rote Paprikaschoten, fein gewürfelt
1/2 Tasse Zucchini, fein gewürfelt
3 1/2 Tassen Gemüsefond
1/8 TL Salz
1/8 TL frisch gemahlener schwarzer Pfeffer

Kartoffeln garen. Zwischenzeitlich die Zwiebeln mit dem Knoblauch und Basilikum in dem Weißwein dünsten. Anschließend Möhren dazugeben. Nach und nach Paprika- und Zucchiniwürfel mitgaren.

Die Kartoffeln abschütten und dabei die Kochflüssigkeit für die Suppe aufbewahren. Die Kartoffeln pürieren und zu dem anderen Gemüse geben. Umrühren und den Gemüsefond angießen. Sollte die Suppe zu dick sein, etwas von dem Kartoffelkochwasser dazuschütten, bis sie die gewünschte Konsistenz hat. Die Kartoffelsuppe sollte auf keinen Fall zu dünn werden, da sonst zuviel Geschmack verloren geht. Mit Salz und Pfeffer abschmecken.

| | |
|---|---|
| 1 Portion | : 1 Tasse |
| Kalorien | : 160 |
| Gesamtfett | : 0,4 g |
| Gesättigte Fettsäuren | : in Spuren |
| Cholesterin | : 0 mg |

### Knoblauch-Kräutersuppe   DEBORAH MADISON
ergibt 6 Tassen (6 Portionen)

Für diese einfach zuzubereitende Suppe ist es lediglich erforderlich, reichlich Knoblauch mit Kräutern in Wasser auszukochen. Der starke Knoblauchgeschmack wird durch das Kochen abgemildert. Da auf Salz und Olivenöl verzichtet wird, müssen die Kräuter von guter Qualität sein.

Die Knoblauch-Kräutersuppe kann pur getrunken oder als leichte Suppe mit einer Einlage aus Nudeln, gewürfelten Kartoffeln, gekochten Kichererbsen oder weißen Bohnen, Schalotten- oder Lauchringen etc. verzehrt werden. Sie eignet sich auch hervorragend als Suppenfond.

1 große oder 2 kleine Knoblauchknollen, in Zehen zerteilt und geschält
10 ganze Petersilienzweige
2 Lorbeerblätter

12 große frische Salbeiblätter oder 1 TL getrockneter Salbei
5 Gewürznelken
4 Thymianzweige oder 1 große Prise getrockneter Thymian
8 Tassen Wasser
1 große Prise Safranfäden
frisch gemahlener schwarzer Pfeffer
fein gehackte Petersilie oder Kerbel zum Garnieren

Beim Schälen des Knoblauchs sollte darauf geachtet werden, daß die Zehen frisch, fest und elfenbeinfarben sind. Solche mit braunen Flecken schmecken nicht, und man wirft in diesem Fall am besten die ganze Knolle weg, da der Geschmack einer schlechten Zehe die ganze Knolle durchziehen kann.

Die ersten sechs Zutaten in einen Topf geben, Wasser zugießen, langsam aufkochen und etwa 30 Minuten köcheln lassen. Anschließend die Brühe durchseihen und zurück in den Topf gießen. Safranfäden hinzufügen und vor dem Servieren etwa 5 Minuten in der heißen Brühe ziehen lassen. Mit Pfeffer würzen und mit Petersilie oder Kerbel bestreut servieren.

**Variationen:**
1/4 bis 1/2 Tasse Suppennudeln in der mit Safran aromatisierten Brühe garen. Lauchringe werden direkt mit dem Safran in die Brühe gegeben. Fein geschnittene Schalotten können ungekocht hinzugegeben werden. Reis, Kartoffeln, große Nudeln und Bohnen sollten bereits gekocht sein, bevor sie mit der Brühe wieder erwärmt werden.

| | |
|---|---|
| 1 Portion | : 1 Tasse |
| Kalorien | : 19 |
| Gesamtfett | : 0,1 g |
| Gesättigte Fettsäuren | : in Spuren |
| Cholesterin | : 0 mg |

## Schwarze Bohnensuppe
ergibt 3 Tassen (3 Portionen)

MARY CARROLL

Auch wenn dies keine traditionelle brasilianische schwarze Bohnensuppe ist, kann man das köstliche Aroma dieser Suppe kaum mit Worten beschreiben. Bei der Verwendung von gekochten schwarzen Bohnen ist dies eine überraschend einfach und schnell zuzubereitende Suppe.

3/4 Tasse Zwiebeln, gehackt
3 1/2 Tassen Gemüsefond
3 frisch gehackte Knoblauchzehen
1 große Möhre, gehackt
1 Selleriestange, gehackt
1 TL gemahlener Koriander
1 TL gemahlener Kümmel
2 Tassen gekochte schwarze Bohnen
1/2 Tasse frisch gepreßter Orangensaft
1/4 Tasse trockener Sherry
1 TL frisch gemahlener schwarzer Pfeffer
1/4 TL Cayennepfeffer
1 TL Zitronensaft
1/2 Tasse Apfelsaft
frisch gehacktes Koriandergrün zum Garnieren

Gehackte Zwiebeln und 1/2 Tasse Gemüsefond in einem großen Suppentopf zum Kochen bringen. Hitze reduzieren und die Zwiebeln unter Umrühren weich und glasig dünsten. Knoblauch, Möhren und Sellerie einrühren. Bei mittlerer Hitze unter gelegentlichem Umrühren 5 Minuten kochen lassen. Falls die Mischung zu trocken wird, nach Wunsch mehr Gemüsefond angießen. Die schwarzen Bohnen, restlichen Gemüsefond, Orangensaft und Sherry hinzufügen und zugedeckt bei mittlerer Hitze unter gelegentlichem Umrühren 20 Minuten kochen lassen. Vor dem Servieren den Pfeffer, Zitronen- und Apfelsaft dazugeben. Die Hälfte der Suppe

dicklich pürieren und in die restliche Suppe einrühren.
Mit gehacktem Koriandergrün garnieren.

| 1 Portion | : 1 Tasse |
|---|---|
| Kalorien | : 312 |
| Gesamtfett | : 1,3 g |
| Gesättigte Fettsäuren | : 0,1 g |
| Cholesterin | : 0 mg |

## Minestrone
Riya Ryan
ergibt 6 Tassen (6 Portionen)

Für diese Suppe kann man alle Arten von Bohnen verwenden. Die Makkaroni lassen sich auch durch Mais oder Reis ersetzen.

1 Tasse Zwiebeln, gehackt
3 EL frisch gehackter Knoblauch
1 Tasse Möhren, gehackt
1/4 Tasse frisch gehackte Petersilie
1 TL getrockneter Oregano
1 TL getrocknetes Basilikum
1/2 TL getrockneter Thymian
1/4 Tasse trockener Rotwein
1/2 Tasse Sellerie, gehackt
1 Tasse Kohl, fein geschnitten
1/4 Tasse grüne Paprikaschoten, gehackt
2 Tassen Gemüsefond oder Wasser
1 Tasse gekochte Bohnen
1 1/2 Tassen Tomaten, gehackt
1/4 TL Nelkenpulver
1/4 Tasse salzfreies Tomatenmark
1 Tasse Apfelsaft
2 Tassen ungesalzener Gemüsesaft
1 Tasse Zucchinischeiben
1/4 Tasse Hartweizenmakkaroni
Salz
frisch gemahlener schwarzer Pfeffer

Die Zwiebeln mit dem Knoblauch, den Möhren und den Gewürzen im Rotwein weichdünsten. Sellerie, Kohl, Paprika und 1 Tasse Gemüsefond oder Wasser hinzufügen und 5 Minuten lang unter gelegentlichem Umrühren köcheln lassen. Bohnen, Tomaten, Nelkenpulver, Tomatenmark, Apfel- und Gemüsesaft hinzufügen und zum Kochen bringen. Hitze reduzieren und 15 Minuten köcheln lassen. Dann die Zucchini zugeben und weitere 2 Minuten köcheln lassen. Makkaroni dazugeben und nochmals 8 Minuten kochen lassen. Mit Salz und Pfeffer abschmecken.

| | |
|---|---|
| 1 Portion | : 1 Tasse |
| Kalorien | : 154 |
| Gesamtfett | : 0,6 g |
| Gesättigte Fettsäuren | : 0,1 g |
| Cholesterin | : 0 mg |

## Tomaten-Linsensuppe  Mark Hall
ergibt 4 Tassen (4 Portionen)

Alles, was man bei dieser sättigenden Suppe noch zu einer vollständigen Mahlzeit benötigt, ist etwas französisches Weißbrot und ein Salat.

½ Tasse getrocknete Linsen
1 Lorbeerblatt
5 Tassen Wasser
1²/₃ Tassen Zwiebeln, gewürfelt
1½ TL frisch gehackter Knoblauch
¼ Tasse trockener Rotwein
1 Tasse Sellerie, gewürfelt
1 Tasse Möhren, gewürfelt
1 Tasse rote Paprikaschoten, gewürfelt
1 EL getrocknetes Basilikum
1 EL getrockneter Oregano
1½ Tassen Tomatenpüree

2 Tassen Gemüsefond
Salz
frisch gemahlener schwarzer Pfeffer

Die Linsen zusammen mit einem Lorbeerblatt in 5 Tassen Wasser 35 bis 45 Minuten garen. Anschließend das Lorbeerblatt entfernen, die Kochflüssigkeit abschütten und dabei ¾ Tasse für die Suppe aufbewahren. Die Zwiebeln mit dem Knoblauch in Rotwein dünsten. Sellerie, Möhren, Paprika, Basilikum und Oregano dazugeben und vorsichtig kochen lassen, bis die Möhren weich sind. Die Linsen und das Tomatenpüree zur Gemüsemixtur geben und langsam mit der ¾ Tasse Linsenkochflüssigkeit und 2 Tassen Gemüsefond auffüllen, bis die gewünschte Konsistenz erreicht ist. Die Suppe weitere 15 Minuten köcheln lassen. Mit Salz und Pfeffer abschmecken.

| | |
|---|---|
| 1 Portion | : 1 Tasse |
| Kalorien | : 198 |
| Gesamtfett | : 1,1 g |
| Gesättigte Fettsäuren | : in Spuren |
| Cholesterin | : 0 mg |

## Spanische Kichererbsensuppe mit Knoblauch    MARK HALL
ergibt 6 Tassen (6 Portionen)

Diese himmlische Suppe ist ein Genuß für jeden Knoblauchliebhaber

1½ Tassen getrocknete Kichererbsen (Garbanzos)
6 Tassen Wasser
6 Lorbeerblätter
1 Tasse Zwiebeln, gehackt
1 Tasse Sellerie, fein gewürfelt

½ Tasse trockener Weißwein
⅛ TL zerdrückter Safran (etwa 10 Safranfäden)
1 Tasse Tomatenpüree
4 Knoblauchknollen
1 Tasse Gemüsefond
Salz
frisch gemahlener schwarzer Pfeffer
2 EL frisch gehacktes Basilikum

Die Kichererbsen verlesen, waschen und über Nacht in Wasser einweichen. Am nächsten Tag in einem Topf mit 6 Tassen Wasser und den Lorbeerblättern etwa 1½ Stunden garen.
Zwischenzeitlich die Zwiebeln mit dem Sellerie in Weißwein dünsten. Den Safran einrühren, das Tomatenpüree zugeben und etwa 30 Minuten köcheln lassen.
Die Wurzeln des Knoblauchs abschneiden. Die Knoblauchknollen mit dem flachen Ende in eine Pfanne mit dem Gemüsefond setzen. Die Pfanne mit Folie bedecken und bei 190° C im Backofen etwa 40 Minuten backen, bis der Knoblauch weich ist und sich einfach schälen läßt. Die noch ganz gebliebenen Zehen zerdrücken (ergibt insgesamt etwa 1 Tasse).
Die gegarten Kichererbsen abschütten und dabei die Kochflüssigkeit auffangen. Kichererbsen zu der Tomatenmixtur geben. Anschließend den Knoblauch und den übrig gebliebenen Gemüsefond aus der Pfanne hinzufügen. Diese Mischung etwa 15 bis 20 Minuten köcheln lassen. Falls eine flüssige Konsistenz erwünscht ist, etwas von dem Erbsensud zugießen. Mit Salz und Pfeffer abschmecken und mit Basilikum garnieren.

| 1 Portion | : 1 Tasse |
|---|---|
| Kalorien | : 255 |
| Gesamtfett | : 2,9 g |
| Gesättigte Fettsäuren | : 0,3 g |
| Cholesterin | : 0 mg |

## Bohnen-Tomatensuppe
## mit frischen Kräutern
ergibt 9 Tassen (9 Portionen)

Deborah Madison

Diese Suppe ist für die wärmere Jahreszeit geeignet, weil sie mit frischen Tomaten und Kräutern zubereitet wird. Da Bohnen selbst schon eine geschmackvolle Brühe ergeben, brauchen Sie hier keinen Fond, aber für eine Suppe mit mehr Intensität verwenden Sie den Sommergemüsefond (s. S. 179). Obwohl die Frische der Tomaten und der Kräuter den Charme dieser Suppe ausmachen, schmeckt sie auch aufgewärmt sehr gut. Falls Sie glauben, zuviel Suppe gemacht zu haben, seihen Sie diese durch, pürieren Sie die Bohnen, würzen sie mit Knoblauch und Zitrone und machen Sie daraus einen Brot- oder Crackeraufstrich.

**Fond:**
Verwenden Sie die Brühe von Bohnen allein oder in Verbindung mit dem Sommergemüsefond.

**Suppe:**
1 Tasse getrocknete weiße Bohnen (z. B. Baby-Lima-Bohnen oder Navy-Bohnen)
11 Tassen Wasser oder eine Mixtur aus Wasser und Sommergemüsefond
1 große Zwiebel, fein gewürfelt
2 Möhren, fein gewürfelt
10 Salbeiblätter
3 Lorbeerblätter
5 Petersilienzweige, gehackt
4 Knoblauchzehen, gehackt
2 Prisen getrockneter Thymian oder einige frische Thymianzweige
3 oder 4 mittelgroße reife Tomaten

**Garnitur:**
½ Tasse abgezupfte Petersilienblätter
½ Tasse gemischte frische Kräuter (Majoran, Thymian, Liebstöckel, Basilikum und/oder Schnittlauch)
2 Knoblauchzehen
Schale von 1 Zitrone plus Saft zum Abschmecken
frisch gemahlener schwarzer Pfeffer

Bohnen verlesen, waschen und über Nacht in Wasser einweichen. Am nächsten Tag das Wasser abschütten und die Bohnen mit 11 Tassen Wasser bzw. einer Mixtur aus Wasser und Gemüsefond übergießen. Aufkochen lassen und den entstehenden Schaum abschöpfen. Dann die Hitze etwas reduzieren. Zwiebeln, Möhren, Salbei, Lorbeerblätter, Petersilie, Knoblauch und Thymian hinzugeben. Das Ganze köcheln lassen, bis die Bohnen weich sind (etwa 1 Stunde oder länger, je nach Bohnensorte). Die Bohnen können ein oder zwei Tage vor dem Servieren gekocht werden.

Kurz vor dem Servieren Tomaten und die Garnierung vorbereiten. Tomaten überbrühen, enthäuten, Saft und die Kerne vorsichtig herausdrücken. Den Saft auffangen, durchsieben und zurück in die Suppe geben. Die Tomaten würfeln und unter die Suppe rühren.

Für die Garnitur alle Blätter von den Kräuterstielen abzupfen. Falls Sie nur Petersilie zur Verfügung haben, nehmen Sie lieber eine ganze Tasse anstatt einer halben. Die Kräuter, den Knoblauch und die Zitronenschale kleinhacken. Alles zusammen mit genug Zitronensaft in einem Mörser zu einer Paste verarbeiten. Diese Mixtur in die Suppe einrühren. Mit Zitronensaft und viel Pfeffer abschmecken.

1 Portion         : 1 Tasse
Kalorien          : 101
Gesamtfett        : 0,4 g

Gesättigte Fettsäuren : 0,1 g
Cholesterin : 0 mg

## Linsen-Maisbrei-Suppe mit Limonen und Chili

Deborah Madison

ergibt 9 Tassen (9 Portionen)

Der Maisbrei ist das Ungewöhnliche und zugleich Delikate an dieser Suppe.

1 Tasse Linsen
6 Tassen Wasser
2 Lorbeerblätter
2 große Knoblauchzehen
1 EL frisch gehacktes Koriandergrün
1 TL Kümmelsamen
1 TL getrockneter mexikanischer oder griechischer Oregano
1 TL Chili- oder Paprikapulver
1 Zwiebel, fein gehackt
1 mittelgroße Möhre, fein gewürfelt
1 Selleriestange, fein gehackt
1 große grüne Paprikaschote, gewürfelt
2 Tomaten, enthäutet und gehackt
1 Knoblauchzehe, gehackt
1 Dose (etwa 425 g) Maisbrei, abgetropft
2 Chilischoten, gehackt
Saft von 1 oder 2 Limonen
frisch gehacktes Koriandergrün zum Garnieren

Linsen waschen und zusammen mit 6 Tassen Wasser, den Lorbeerblättern, den ganzen Knoblauchzehen und dem Koriander in einen Topf geben. Zum Kochen bringen, dann die Hitze reduzieren und etwa 15 Minuten köcheln lassen, bis die Linsen fast gar sind. Beiseite stellen, aber nicht abschütten.

Den Kümmelsamen in einer kleinen Pfanne bei mittlerer Hitze und unter konstantem Schwenken rösten. Nach einer Minute den Oregano zugeben. Die Pfanne von der Herdplatte nehmen, dabei weiter schwenken. Sobald Sie den Oregano riechen, den Paprika dazugeben. Die Pfanne noch ein paar Sekunden weiter schwenken und anschließend die Gewürze auf einen Teller schütten. In einem Mörser oder in einer Gewürzmühle zermahlen und beiseite stellen.

Die gehackte Zwiebel in $^1/_4$ Tasse Wasser sautieren. Eventuell etwas mehr Wasser zugießen. Sobald die Zwiebel beginnt, Farbe anzunehmen, Knoblauch, Möhren, Sellerie, Paprika, Tomaten und die gerösteten und gemahlenen Gewürze hinzufügen. Alles gut verrühren und 5 Minuten köcheln lassen. Dann die gekochten Linsen, den gehackten Knoblauch, den Maisbrei und die gehackten Chilischoten dazugeben. Je nach gewünschter Konsistenz der Suppe noch etwas Wasser zufügen. Den Topf bedecken und etwa 20 Minuten kochen lassen, bis die Linsen gar sind.

Die fertige Suppe mit Limonensaft abschmecken und mit Koriandergrün garnieren.

| | |
|---|---|
| 1 Portion | : 1 Tasse |
| Kalorien | : 121 |
| Gesamtfett | : 0,3 g |
| Gesättigte Fettsäuren | : in Spuren |
| Cholesterin | : 0 mg |

## Erbsensuppe mit Möhren und Sellerie
ergibt 4$^1/_2$ Tassen (4–5 Portionen)  Mark Hall

1 Tasse grüne Schälerbsen
5 Tassen Wasser
4 Lorbeerblätter
1 Tasse Zwiebeln, gewürfelt

½ Tasse Weißwein
2 TL frisch gehackter Knoblauch
1 EL getrockneter Thymian
½ TL getrockneter, leicht zerstoßener Rosmarin
¼ TL frisch gemahlener schwarzer Pfeffer
1 Tasse Möhren, gewürfelt
1 Tasse Sellerie, gewürfelt
.1 Tasse rote Paprikaschoten, gewürfelt
½ Tasse Gemüsefond
1 EL frisch gehacktes Basilikum
1 EL frisch gehackte Petersilie
Salz

Erbsen in dem Wasser zusammen mit den Lorbeerblättern so lange kochen, bis ein großer Teil des Wassers absorbiert ist. Dies dauert etwa 45 Minuten.

Während die Erbsen kochen, Zwiebeln in einem separaten Topf in Weißwein dünsten. Knoblauch, Thymian, Rosmarin und schwarzen Pfeffer dazugeben. Wenn die Zwiebeln glasig werden, Möhren und Sellerie hinzufügen und bißfest garen. Anschließend den Paprika zugeben und weitere 2 bis 3 Minuten kochen lassen. Den Topf von der Herdplatte nehmen und beiseite stellen.

Wenn die Erbsen gar sind, Lorbeerblätter entfernen und die Erbsen pürieren. Das Erbsenpüree zu dem Gemüse geben und unterrühren. Nach und nach den Gemüsefond zugießen, bis die gewünschte Konsistenz erreicht ist. Basilikum und Petersilie zugeben und mit Salz abschmecken.

| | |
|---|---|
| 1 Portion | : 1 Tasse |
| Kalorien | : 213 |
| Gesamtfett | : 0,9 g |
| Gesättigte Fettsäuren | : 0,2 g |
| Cholesterin | : 0 mg |

# Herzhafte Gemüsegerichte

Die meisten dieser Gerichte sind Gemüsekombinationen, die im Backofen oder auf dem Herd langsam zu wohlschmeckenden Stews (Schmorgerichten) gekocht werden. Sie können mit Getreidebeilagen oder für sich allein in großen Suppenschüsseln im eigenen, wohlschmeckenden Saft serviert werden.

Wurzelgemüse – Kartoffeln, Steckrüben, Möhren, Pastinaken – eignet sich hervorragend für diese Art von Gericht. In diesem Kapitel werden ein paar sehr schmackhafte Wintergemüse-Stews vorgestellt. Pilze, frisch oder getrocknet, bilden oft die Grundlage für Soßen.

Ebenso lassen sich hier auch einige südwestlich angehauchte Gerichte finden, so der pikante »Southwestern Gemüsestew«, der »Tomaten-Okra-Stew« und die »Enchiladas mit Tomatillosoße«. Den würzigen indischen Geschmack findet man im »Indischen Gemüsestew«. Zusammen mit dem Chutney ergibt sich eine perfekte Kombination von Pikantem und Süßem. Leichtere, sommerliche Gerichte sind die »Pilz-Artischocken-Frittata« oder die »Zucchini-Nudeln mit Joghurtsoße«.

Die nachfolgenden Rezepte beweisen, daß sich aus Gemüse als Grundlage einer Mahlzeit wundervolle Gerichte zubereiten lassen.

## Gemüsekuchen mit Paprikapüree
ergibt 12 Kuchen (6 Portionen)    WOLFGANG PUCK

Dieses Gericht kann als pikante Vorspeise oder als Hauptgericht serviert werden.

450 g Kartoffeln
1 Tasse Sellerie, gewürfelt
1 Tasse Möhren, gewürfelt
1 Tasse Zwiebeln, gewürfelt
1 mittelgroße Tomate, enthäutet, entkernt und gewürfelt
Gemüsefond (s. S. 182), falls notwendig
1 Tasse frische Erbsen
3 EL frisches Basilikum, gehackt
1 TL gemahlener Kümmel
½ TL Kurkuma
1 Prise rote Chiliflocken
3 große Eiweiß
3 EL Magermilch
etwa 1 Tasse Semmelbrösel
Paprikapüree (s. S. 86)

Kartoffeln in Folie im Backofen garen.

In einer großen, beschichteten Kasserolle langsam Sellerie, Möhren, Zwiebeln und Tomaten 10 bis 15 Minuten sautieren. Falls die Tomaten nicht saftig genug sind, ein bißchen Gemüsefond angießen. Diese Gemüsemischung in eine große Schüssel füllen und Erbsen, Basilikum, Kümmel, Kurkuma und Chiliflocken hinzufügen. Zum Abkühlen beiseite stellen.

Kartoffeln pellen, in eine Schüssel geben und zerdrücken.

In einer kleinen Schüssel das Eiweiß mit der Milch verschlagen. Zu den zerdrückten Kartoffeln geben und glattrühren. Das Gemüse hinzufügen und alles sorgfältig vermischen. Aus dem Teig 12 gleichgroße kleine Küchlein formen.

Die Semmelbrösel auf einen Teller streuen und die Küchlein darin leicht wenden. Für festere Kuchen die Brösel in das Kartoffel-Milch-Püree rühren, bis sie gleichmäßig verteilt sind.

1 oder 2 große Kasserollen dünn mit Pflanzenöl einpinseln und die Kuchen etwa 5 Minuten von jeder Seite sautieren.

**Serviervorschlag:**
Das Paprikapüree auf 6 Teller verteilen und je zwei
Gemüsekuchen daraufsetzen. Sofort servieren.

| | |
|---|---|
| 1 Portion | : 2 Gemüsekuchen |
| | + ¼ Tasse Paprikapüree |
| Kalorien | : 145 |
| Gesamtfett | : 1,3 g |
| Gesättigte Fettsäuren | : 0,1 g |
| Cholesterin | : 0 mg |

## Wintergemüsestew  DEBORAH MADISON
ergibt 8 Tassen (8 Portionen)

Bei diesem Rezept wird zunächst ein schmackhafter Fond aus getrockneten Wildpilzen zubereitet. Es kann aber auch die Pilzbrühe von S. 181 (mit oder ohne Madeira) verwendet werden. Benutzen Sie für die Zubereitung einen Tontopf. Legen Sie beide Hälften des Topfes vor Gebrauch etwa 15 Minuten in kaltes Wasser. Die hier aufgelisteten Gemüsezutaten sind lediglich als Anregung gedacht. Sie können ebenso Selleriewurzeln, Zwiebeln, frische Pilze, Rosenkohl etc. einbeziehen, die in nahezu derselben Zeit gekocht werden. Wenn Sie frische Pilze, Broccoli und Blumenkohl verwenden wollen, geben Sie sie während der letzten 40 Minuten Garzeit hinzu. Sie werden feststellen, daß die Kochzeiten von den Anweisungen abweichen, aber das ist nur natürlich. Verschiedene Größen, feste oder weiche Produkte machen den Unterschied aus.

Die Soße ist sehr aromatisch, aber dünn. Sie können sie selbstverständlich vor dem Servieren binden. Anweisungen zum Binden und Aromatisieren sind im Rezept enthalten.

**Pilzfond:**
1 Zwiebel, grob gewürfelt
6 Wacholderbeeren
4 frische Salbeiblätter oder ½ TL getrockneter Salbei
2 Lorbeerblätter
2 Prisen getrockneter Thymian
4 Petersilienzweige
frischer Rosmarin (etwa 5 cm) oder ½ TL getrockneter
½ Tasse trockener Rotwein
15–30 g getrocknete Steinpilze
1 Tasse frische Pilze, fein gehackt
3 Tassen Wasser
Saft von Tomaten (aus den Gemüsezutaten)

Ein paar Löffel Wasser in einer großen Kasserolle erhitzen, grob gewürfelte Zwiebel hineingeben und bei mittlerer Hitze unter ständigem Rühren und eventueller Zugabe von mehr Wasser etwa 7 Minuten bräunen (nicht anbrennen lassen!). Dieses Anrösten gibt dem Stew mehr Aroma. Anschließend den Wein und die Gewürze zugeben, zum Kochen bringen und ein paar Minuten reduzieren lassen.

Die getrockneten Pilze in kaltem Wasser gut waschen und zusammen mit den frischen Pilzen, dem Wasser und dem Tomatensaft in den Topf geben. Bei schwacher Hitze bis auf 2 bis 2½ Tassen Flüssigkeit reduzieren lassen. Den Fond durchsieben und beiseite stellen. Pilze von guter Qualität sollten aufgehoben und in diesem Gericht verwendet werden.

**Gemüse:**
4 Pastinaken (etwa 250 g), in 4 cm große Stücke geschnitten
5 Möhren (etwa 400 g), in 4 cm große Stücke geschnitten
250 g kleine Kartoffeln, längs halbiert
5 Selleriestangen (150 g), in 4 cm große Stücke geschnitten
2–3 Lauchstangen, nur das Weiße, längs halbiert und in 2 cm große Stücke geschnitten

2 mittelgroße Steckrüben, geputzt und in 1 cm große Stücke geschnitten
1 mittelgroße weiße Rübe, geputzt und in 1 cm große Stücke geschnitten
4 Knoblauchzehen, ganz und ungeschält
1 Dose (etwa 425 g) ganze Tomaten, geviertelt, Saft aufbewahren für den Pilzfond (s. o.)
2 Prisen getrockneter Thymian
½ TL getrocknete Salbeiblätter
2 kleine Lorbeerblätter
ein Schuß Rotwein- oder Sherryessig zum Abschmecken
Dijonsenf zum Abschmecken (wahlweise)
frisch gehackte Petersilie
frisch gemahlener schwarzer Pfeffer

Alle Gemüsezutaten wie oben beschrieben vorbereiten. Die Pastinaken und die Möhren schälen, die Kartoffeln in der Schale lassen, wenn sie frisch und sauber aussehen. Die Pastinaken längs halbieren und das hölzerne Mark entfernen. Die dickeren Möhrenstücke halbieren oder vierteln, so daß sie ungefähr die gleiche Größe wie die kleinen Endstücke haben.

Alle Gemüsezutaten mit den Gewürzen in einen Tontopf geben und den Pilzfond zufügen. Den Topf verschließen und im Backofen bei 200° C etwa eine Stunde kochen lassen.

Wenn das Gemüse gar ist, kann die Soße wie unten beschrieben gebunden werden. Ansonsten den Gemüsestew würzen und eventuell mit einem Schuß Essig und etwas Senf abschmecken. Zum Schluß mit gehackter Petersilie bestreuen.

**Variation:**
Zum Binden der Soße diese in einen Meßbecher gießen. Für jede gemessene Tasse werden 2 Teelöffel Pfeilwurzelmehl gerechnet. Das Pfeilwurzelmehl in etwas Brühe auflösen und unter die Flüssigkeit rühren. Bei mittlerer Hitze erwärmen, bis die Soße dick ist. Anschließend

würzen und mit Essig, Pfeffer und Senf abschmecken. Die Soße weitere 5 Minuten bei konstantem Umrühren kochen lassen, dann wieder zum Gemüse geben und servieren.

| | |
|---|---|
| 1 Portion | : 1 Tasse |
| Kalorien | : 117 |
| Gesamtfett | : 0,6 g |
| Gesättigte Fettsäuren | : in Spuren |
| Cholesterin | : 0 mg |

## Crêpes mit Pilzen und Lauch   MARK HALL
ergibt 14 Crêpes (7 Portionen)

Wenn die Crêpes viel Soße enthalten sollen, dann kann das Soßenrezept verdoppelt werden.

**Füllung:**
3 Tassen Lauch, in feinen Ringen
1/2 Tasse trockener Weißwein
2 1/2 Tassen frische Champignons, in feinen Scheiben oder kleinen Würfeln
60 g frische Shiitake-Pilze
1 TL Balsamico-Essig
Salz
frisch gemahlener schwarzer Pfeffer
1 TL Petersilie oder gemischte Kräuter

**Crêpeteig:**
1/2 Tasse ungebleichtes Allzweckmehl
1/2 Tasse Vollkornweizenmehl
1/3 Tasse Masa Harina
2 Tassen Wasser

**Soße:**
150 g getrocknete Shiitake-Pilze
4 große Zwiebeln, grob gehackt
4 Tassen frische Champignons
6 Tassen Wasser
2 Tassen trockener Rotwein
6 EL Grießmehl
frisch gehackte Petersilie oder andere Kräuter zum Garnieren

Für die Füllung die Lauchringe etwa 20 Minuten in dem Weißwein dünsten. Die Champignons und Shiitake-Pilze zugeben. Den Balsamico-Essig dazugießen und die Flüssigkeit etwas einkochen lassen. Mit Salz und Pfeffer abschmecken und mit Petersilie bzw. gemischten Kräutern bestreuen. Dies sollte etwa 5 Tassen Füllung ergeben.

Für den Crêpeteig Mehl und Masa Harina in eine Schüssel sieben. Wasser zugießen und zu einer cremigen Masse verrühren. Zunächst einen Test-Crêpe bakken. Dafür etwa 90 Gramm Teig in eine beschichtete Pfanne geben. Von beiden Seiten goldgelb backen. Der Crêpe sollte hauchdünn und geschmeidig sein, falls nicht, noch etwas Wasser in den Teig rühren. Der Teig sollte insgesamt etwa 3 Tassen ergeben und für 14 Crêpes reichen.

Für die Soße die Shiitake-Pilze, die Zwiebeln und die Champignons in dem Wasser etwa 30 bis 45 Minuten kochen lassen, bis die Zwiebeln weich sind und etwas Flüssigkeit verkocht ist. Anschließend die Zwiebeln und Pilze mit einem Schaumlöffel herausnehmen. Zu der Kochflüssigkeit zwei Tassen Rotwein gießen und für ein paar Minuten bei voller Hitze kochen lassen, um den Alkoholgehalt zu reduzieren. Nach und nach das Grießmehl in den köchelnden Fond einrühren, bis er sämig, aber noch gießbar ist (Soßenmenge: etwa $2^{2/3}$ Tassen).

Den Backofen auf 200° C vorheizen. Auf jeden Crêpe 1/3 Tasse Füllung und 1 1/2 Eßlöffel Soße geben. Zusammenrollen und in eine Backform geben. Die Crêpes mit mehr Soße übergießen und etwa 10 Minuten backen lassen. Mit gehackter Petersilie oder frischen gehackten Kräutern garnieren.

| | |
|---|---|
| 1 Portion | : 2 Crêpes |
| Kalorien | : 325 |
| Gesamtfett | : 1,3 g |
| Gesättigte Fettsäuren | : 0,1 g |
| Cholesterin | : 0 mg |

## Indischer Gemüsestew   Mark Hall
ergibt 4 1/2 Tassen (4–5 Portionen)

Dieses Schmorgericht wird aus grob gehackten Gemüsen mit einer dicken Soße aus gelben Schälerbsen zubereitet.

1/2 Tasse getrocknete gelbe Schälerbsen
3 Tassen Wasser
1 Tasse große Broccoliröschen
1 Tasse Zwiebeln, gehackt
1 Tasse Gemüsefond
2 Knoblauchzehen, gehackt
1/4 TL Kurkuma
1 1/2 TL frisch gehackter Ingwer
1 TL ganze schwarze Senfkörner
1 Tasse Dosentomaten, gehackt
1 Tasse große Blumenkohlröschen
1 Tasse Möhren, gehackt
1 Tasse rote Paprikaschoten, gehackt
2 TL gemahlener Kümmel
2 TL gemahlener Koriander
1/2 TL frisch gemahlener schwarzer Pfeffer
1 Prise Cayennepfeffer

1¼ Tassen Gemüsefond
Salz
2 EL frisch gehacktes Koriandergrün (wahlweise)

Schälerbsen in einen großen Topf geben und mit 3 Tassen Wasser bedecken. Etwa 40 Minuten kochen lassen, bis die Erbsen weich sind. Anschließend pürieren und beiseite stellen.
Die Broccoliröschen separat blanchieren, anschließend kurz in kaltes Wasser tauchen und beiseite stellen.
Während die Erbsen kochen, die Zwiebeln mit dem Knoblauch, Kurkuma, Ingwer und den Senfkörnern im Gemüsefond dünsten. Wenn die Zwiebeln weich werden, die Tomaten, den Blumenkohl und die Möhren zugeben. Wenn die Möhren fast gar sind, Paprika, Kümmel, Koriander, schwarzen Pfeffer und Cayennepfeffer hinzufügen und weiterköcheln lassen, bis alle Gemüsezutaten gar sind.
Anschließend das Erbsenpüree unterziehen. Nach und nach den Gemüsefond einrühren, bis die gewünschte Konsistenz erreicht ist. Den Broccoli beigeben, mit Salz abschmecken und mit Koriandergrün garnieren.

| 1 Portion | : 1 Tasse |
|---|---|
| Kalorien | : 153 |
| Gesamtfett | : 1,7 g |
| Gesättigte Fettsäuren | : 0,2 g |
| Cholesterin | : 0 mg |

## Herzhafter Bohnen-Gemüsestew (oder Suppe)
LENORE LEFER

ergibt 12 Tassen (12 Portionen)

Dieser Stew ist sehr vielseitig und kann mit frischen oder übriggebliebenen Zutaten zubereitet werden. Er besteht aus 3 oder 4 Sorten Bohnen, wie z. B. schwarze und rote Kidneybohnen, Pintobohnen, Baby-Lima-Bohnen, Linsen, grünen und/oder gelben Schälerbsen. Gekochte Nudeln und Reis werden in die kochende Flüssigkeit gegeben, die bereits das gewürfelte Gemüse und die Gewürze enthält. Der Stew läßt sich sehr gut einfrieren.

450 g getrocknete Bohnen
2 Tassen Gemüsesaft
1/2 Tasse trockener Weißwein
1/3 Tasse Sojasoße
1/3 Tasse Apfel- oder Ananassaft
Gemüsefond oder Wasser
1/2 Tasse Sellerie, gewürfelt
1/2 Tasse Möhren, gewürfelt
1/2 Tasse Pastinaken, gewürfelt
1/2 Tasse Pilze, gewürfelt
1 Zwiebel, gewürfelt
1 TL getrocknetes Basilikum
1 TL getrocknete Petersilie
1 TL Knoblauchpulver oder 3 Zehen frischer Knoblauch
1 Lorbeerblatt
1 TL frisch gemahlener schwarzer Pfeffer
1 Tasse gekochter Reis oder Nudeln

Bohnen waschen und über Nacht in Wasser einweichen. Am nächsten Tag die Bohnen abschütten und in einen Tontopf geben. Gemüsesaft, Wein, Sojasoße und Apfel- bzw. Ananassaft zugießen. Mit Gemüsefond oder Wasser bedecken (die Menge hängt davon ab, ob Sie eine Suppe oder einen Stew zubereiten wollen). Mehrere Stunden bei hoher Temperatur kochen lassen oder bei niedriger Temperatur über Nacht garen.

Die Kräuter und Gewürze zufügen und nochmals einige Stunden kochen lassen, bis die Möhren und die Pastinaken weich sind (in einem Tontopf kann das bis zu einem halben Tag dauern).

Wenn das Gemüse weich (jedoch nicht übergart) ist, den Reis oder die Nudeln hinzugeben und nochmals eine Stunde kochen lassen.

**Serviervorschlag:**
Den Stew in einem Suppenteller im Reisrand servieren. Als Suppe serviert man ihn am besten mit herzhaftem Brot und Salat zu einem winterlichen Mittag- oder Abendessen.

| | |
|---|---|
| 1 Portion | : 1 Tasse |
| Kalorien | : 170 |
| Gesamtfett | : 0,3 g |
| Gesättigte Fettsäuren | : in Spuren |
| Cholesterin | : 0 mg |

### Tomaten-Okra-Stew    Mark Hall
ergibt 4 Tassen (4 Portionen)

Diesen Stew serviert man am besten mit »Wildem Reis und Arborio Reis« (s. S. 153) oder einem anderen Körnergericht.

2/3 Tasse Zwiebeln, gehackt
2 EL frischer Knoblauch, zerdrückt
2 EL getrockneter Oregano
1 Tasse Wasser
1 1/2 Tassen frische Maiskörner (2–3 große Kolben)
1/4 Tasse trockener Rotwein
1/4 TL gemahlener Kümmel
1 1/2 Tassen grüne Paprikaschoten, gewürfelt

1½ Tassen Okra, dünn geschnitten
3 Tassen Tomaten, gehackt
¼ TL + 1 Prise Cayennepfeffer
Salz
⅛ TL frisch gemahlener schwarzer Pfeffer

Zwiebeln, Knoblauch und Oregano in einer Tasse Wasser dünsten. Wenn die Zwiebeln weich werden, die Maiskörner und den Rotwein zugeben und weitere 10 Minuten dünsten lassen.
 Kümmel, Paprika, Okra und Tomaten hinzufügen. Bei geschlossenem Deckel etwa 45 bis 60 Minuten schmoren lassen, bis die Gemüse weich sind. Cayennepfeffer einrühren und mit Salz und Pfeffer abschmecken.

| | |
|---|---|
| 1 Portion | : 1 Tasse |
| Kalorien | : 139 |
| Gesamtfett | : 1,6 g |
| Gesättigte Fettsäuren | : 0,3 g |
| Cholesterin | : 0 mg |

## Enchiladas mit Tomatillosoße  Mark Hall
ergibt 10 Enchiladas (5 Portionen)

Serviert werden die Enchiladas mit »Orangen-Jicama-Salat« (S. 104) und »Bohnenpüree« (S. 159).

**Tomatillosoße:**
etwa 550 g Tomatillos (für 1 Tasse Tomatillopüree)
½ Tasse Zwiebeln, gewürfelt
1 TL frischer Knoblauch, zerdrückt
¼ Tasse Gemüsefond
¼ TL Reisweinessig
½ Tasse frische Tomaten, entkernt und gewürfelt
1 TL frisch gehacktes Koriandergrün
Salz
frisch gemahlener schwarzer Pfeffer oder 1 Prise Cayennepfeffer

**Füllung:**
2 Tassen Zwiebeln, gehackt
2 EL frischer Knoblauch, zerdrückt
2 TL getrockneter Oregano
2 TL gemahlener Kümmel
$2/3$ Tasse trockener Rotwein
5 Tassen Pilze, in Scheiben
$2^{1}/_{2}$ Tassen rote Paprikaschoten, gehackt
$2^{1}/_{2}$ Tassen Zucchini, gehackt
1 Tasse gekochte schwarze Bohnen (wahlweise)
Salz
etwa 1 TL Ancho-Chili-Püree (S. 170)
1 Tasse Tomatensoße
10 fettfreie Maistortillas, 15 cm ∅, gedämpft
Korianderzweige zum Garnieren

Für die Soße die Tomatillos waschen und schälen. In kochendem Wasser etwa 5 Minuten kochen, bis ihre Farbe zu oliv wechselt. Aus dem Wasser nehmen, pürieren und beiseite stellen.

Die Zwiebeln und den Knoblauch im Gemüsefond dünsten, bis die Zwiebeln weich sind. Die pürierten Tomatillos zugeben und weitere 20 Minuten kochen lassen. Den Reisweinessig, die Tomaten und den Koriander zugeben, mit Salz und Pfeffer abschmecken und beiseite stellen. Dies sollte eine Menge von etwa $1^{1}/_{2}$ Tassen Soße ergeben.

Für die Füllung die Zwiebeln, den Knoblauch, Oregano und Kümmel in Rotwein dünsten, bis die Zwiebeln weich werden. Pilze und roten Paprika dazugeben und weiterkochen. Wenn diese fast gar sind, Zucchini und – falls verwendet – die Bohnen hinzufügen. Noch ein paar Minuten kochen lassen.

Wenn alle Gemüse gar sind, mit Salz und 1 Teelöffel Ancho-Chili-Püree abschmecken. Die Füllung sollte etwa 5 Tassen ergeben (mit Bohnen 6 Tassen).

Backofen auf 200° C vorheizen. Die Tomatensoße in eine Kasserolle geben. $1/2$ Tasse Gemüse-Chili-Füllung auf jede Tortilla gießen. Zusammenrollen und mit dem offenen Ende nach unten in die Kasserolle legen. Mit Aluminiumfolie bedecken und etwa 15 Minuten backen lassen. Pro Portion ½ Tasse Tomatillosoße über 2 Enchiladas geben und mit Korianderzweigen garnieren.

**Variation:** Bohnen-Enchiladas mit Tomatillosoße
Nehmen Sie die Bohnenfüllung aus dem Rezept für »Schwarze Bohnen-Burritos« (s. S. 140) und geben Sie diese zur Gemüsefüllung.

| | |
|---|---|
| 1 Portion | : 2 Gemüse-Enchiladas |
| Kalorien | : 279 |
| Gesamtfett | : 3,7 g |
| Gesättigte Fettsäuren | : 0,3 g |
| Cholesterin | : 0 mg |
| | |
| 1 Portion | : 2 Gemüse-Enchiladas mit Bohnen |
| Kalorien | : 324 |
| Gesamtfett | : 3,9 g |
| Gesättigte Fettsäuren | : 0,3 g |
| Cholesterin | : 0 mg |
| | |
| 1 Portion | : 2 Bohnen-Enchiladas |
| Kalorien | : 472 |
| Gesamtfett | : 4,2 g |
| Gesättigte Fettsäuren | : 0,4 g |
| Cholesterin | : 0 mg |

## Southwestern Gemüsestew                MARK HALL
ergibt 3 Tassen (3 Portionen)

Serviert wird dieses Gericht mit knusprigen Maistortillas, die über den Stew zerbröselt werden.

1 1/2 Tassen rote Zwiebeln, gehackt
1/2 Tasse Wasser
2 TL frischer Knoblauch, zerdrückt
2 TL getrockneter Oregano
2 TL gemahlener Kümmel
2 Tassen Pilze, in dicken Scheiben
1/2 Tasse Möhren, gewürfelt
1 Tasse rote Paprikaschoten, gehackt
1 1/2 Tassen Dosentomaten oder 2 Tassen frische, gehackt
2 Tassen Dosentomaten, püriert
1 Tasse Zucchini, in 1 cm dicken Scheiben
1 TL Ancho-Chili-Püree (S. 170)
1/4 TL Cayennepfeffer
1 EL frisch gehacktes Koriandergrün
1 EL frisch gehackte Minze
Salz

Zwiebeln mit Knoblauch, Oregano und Kümmel in 1/2 Tasse Wasser dünsten. Wenn die Zwiebeln weich werden, die Pilze und Möhren zugeben. Wenn die Pilze weich sind und die Flüssigkeit etwas eingekocht ist, den Paprika und die Tomaten beigeben. Etwa 10 Minuten schmoren lassen. Zucchini dazugeben und weitere 5 Minuten kochen lassen, jedoch nicht übergaren, da der Stew sonst seine Farbe verliert.

Den Stew mit Ancho-Chili-Püree und Cayennepfeffer würzen. Koriandergrün und Minze hinzufügen und mit Salz abschmecken.

Falls Sie noch etwas Stew übrig behalten sollten, gießen Sie vor dem Aufwärmen etwas Gemüsefond an und machen Sie eine herzhafte Suppe daraus.

| 1 Portion | : 1 Tasse |
| --- | --- |
| Kalorien | : 105 |
| Gesamtfett | : 1,7 g |
| Gesättigte Fettsäuren | : 0,2 g |
| Cholesterin | : 0 mg |

## Pilz-Flan  Wolfgang Puck
ergibt 2½ Tassen (6 Portionen)

Ein elegantes Gericht, das sich hervorragend für die nächste Dinnerparty eignet.

450 g frische Pilze, abgespült und gut abgetrocknet
90 g Schalotten
4 Knoblauchzehen
Saft von einer halben Zitrone
60 g schwarze Trompetenpilze, grob gehackt
4 große Eiweiß
½ Tasse Magermilch
frisch gemahlener weißer Pfeffer
3 Tassen frischer Salat nach Wahl
3 EL Balsamico-Essig

Den Backofen auf 225° C vorheizen.
    Pilze, Schalotten und Knoblauch zermahlen und gut miteinander vermischen. In eine große Kasserolle geben und mit dem Zitronensaft bei mittlerer Hitze kochen lassen, bis die gesamte Flüssigkeit verdampft ist. In eine Schüssel füllen und abkühlen lassen.
    Die Trompetenpilze in einer beschichteten Pfanne für 3 bis 4 Minuten sautieren und zur Pilz-Schalotten-Mischung geben.
    In einer kleinen Schüssel die Eiweiße mit der Milch verschlagen und zur Pilzmasse gießen. Alles gut verrühren. Mit weißem Pfeffer würzen.

6 kleine Soufléformen mit Pflanzenöl auspinseln und deren Boden mit Backpapier auslegen. Die Masse zu gleichen Teilen in die Formen füllen. Die Formen in eine flache Bratpfanne stellen und mit kochendem Wasser bis zur halben Höhe der Formen füllen. Im vorgeheizten Backofen 20 Minuten backen lassen. Anschließend aus dem Ofen nehmen, die Soufléformen jedoch so lange im Wasserbad stehen lassen, bis der Salat zubereitet ist.

Den Salat mit Essig anmachen und auf 6 Tellern arrangieren. Die Pilzküchlein mit einem scharfen Messer aus den Formen lösen und in die Mitte der Teller stürzen. Das Backpapier ablösen und sofort servieren.

| | |
|---|---|
| 1 Portion | : 1 Pilz-Flan |
| Kalorien | : 61 |
| Gesamtfett | : 0,3 g |
| Gesättigte Fettsäuren | : 0,1 g |
| Cholesterin | : 1,0 mg |

## Pilz-Artischocken-Frittata
ergibt 4 Tassen (5–6 Portionen)

Myrna Melling

In Reformhäusern gibt es verschiedene Arten von »Eier-Ersatz« zu kaufen. Doch trotz der Aufschrift »Eier-Ersatz« bedeutet es noch lange nicht, daß das Produkt auch gesund ist. Da der Hauptbestandteil solcher Produkte Eiweiß ist, gibt es Unterschiede im Cholesterin- und Salzgehalt sowie im Geschmack. Einige enthalten sogar gehärtete Fette. Deshalb sollten Sie die Packungsaufschriften sorgfältig durchlesen.

2 Tassen Pilze, in Scheiben
1 Tasse Artischockenherzen, abgetropft und gehackt
1/2 TL getrockneter Estragon
1 TL getrocknetes Basilikum

1 TL getrockneter Majoran
1 TL getrockneter Thymian
1 TL frischer Schnittlauch
½ TL gemahlener Salbei
½ Tasse trockener Wermut
1 Paket Ei-Ersatz (etwa 110 g)
4 Eiweiß
Paprikapulver

Backofen auf 200° C vorheizen. Pilze, Artischocken, Estragon, Basilikum, Majoran, Thymian, Schnittlauch, Salbei in Wermut dünsten, bis die Flüssigkeit zur Hälfte verkocht ist (etwa 5 bis 10 Minuten). Abkühlen lassen und durchsieben, dabei die Flüssigkeit aufbewahren. Den Ei-Ersatz mit dem Eiweiß in einer Schüssel verrühren. Die Weinsoße dazugeben. Pilze und Artischocken gleichmäßig auf 5 kleine Auflaufformen verteilen. Die Eiermixtur darübergießen. Leicht mit Paprikapulver bestäuben. Etwa 30 bis 35 Minuten backen lassen, bis die Oberfläche der Frittatas gebräunt ist.

**Variationen:**
Die Artischocken und Pilze können durch die gleiche Menge anderes Gemüse ersetzt werden.

1 Portion : ¾ Tasse
Kalorien : 66
Gesamtfett : 0,1 mg
Gesättigte Fettsäuren : in Spuren
Cholesterin : in Spuren

# Gefüllte Zucchini mit Tomatensoße und Fenchelsamen    Mark Hall

ergibt 4 halbe und 8 viertel Zucchini pro Person

Die gefüllten Zucchini können als Vorspeise oder – in größeren Portionen – als Hauptgericht serviert werden. Sie schmecken auch sehr gut mit Polenta, Salat und Bohnensuppe.

**Tomatensoße mit Fenchelsamen:**
1/2 Tasse Zwiebeln, gewürfelt
1/2 TL Knoblauch, zerdrückt
2 TL getrockneter Oregano
1/2 TL Fenchelsamen
1/2 Tasse trockener Rotwein
1 Dose (etwa 340 g) Tomatenstücke, abgetropft oder 1 3/4 Tassen gehackte Tomaten
1/2 TL frisch gemahlener schwarzer Pfeffer
Salz
frisch gehackte Petersilie zum Garnieren

2 Zucchinis à 250 g
1/4 Tasse trockener Rotwein
1 1/2 Tassen Pilze, gehackt
1/2 Tasse Zwiebeln, gehackt
1/2 TL Knoblauch, zerdrückt
1 EL getrocknetes Basilikum oder 1 EL frisch gehacktes
1 EL getrockneter Oregano
3 EL Tomaten, gehackt
3 EL kernlose Rosinen, gehackt
frisch gemahlener schwarzer Pfeffer
Salz

Backofen auf 200° C vorheizen.

Für die Soße Zwiebeln, Knoblauch, Oregano und Fenchelsamen im Rotwein schmoren. Die Tomaten zugeben, wenn die Zwiebeln weich sind, und weitere 10 Minuten kochen lassen. Anschließend pürieren.

Die Zucchini halbieren und mit einem Löffel aushöhlen. Das Zucchinifleisch für die Füllung aufheben. Die Zucchini auf ein Backblech mit etwas Wasser legen. Mit Folie bedecken und etwa 20 Minuten bei 200° C backen. Das Zucchinifleisch in Rotwein dünsten und dann pürieren. Das Zucchinipüree zurück in die Pfanne geben und mit Pilzen, Zwiebeln, Knoblauch und getrockneten Kräutern bei mittlerer Hitze kochen lassen. Abschließend Tomaten und Rosinen hinzufügen und – falls verwendet – frisches Basilikum unterrühren. Mit Salz und Pfeffer abschmecken.

Die Zucchinihälften füllen und auf dem Backblech bei 200° C so lange backen lassen, bis sie heiß sind. Mit $1/4$ Tasse Tomatensoße pro Person servieren. Die Zucchinihälften können auch in Viertel geteilt und als Vorspeise serviert werden.

| | |
|---|---|
| 1 Portion | : $1/2$ gefüllte Zucchini + $3/8$ Tasse Soße |
| Kalorien | : 116 |
| Gesamtfett | : 1,0 g |
| Gesättigte Fettsäuren | : 0,1 g |
| Cholesterin | : 0 mg |

## Zucchini-Nudeln mit Joghurtsoße
ergibt 3½ Tassen (2–4 Portionen)   DEBORAH MADISON

Die Zucchininudeln können entweder als Salat serviert, mit einem Spritzer Zitronensaft in Pitabrot gefüllt oder mit Vollkornbrot verzehrt werden.

1 feste Zucchini (etwa 450 g)
2 EL Wasser
$1/2$ Tasse Magermilchjoghurt
1 Knoblauchzehe, fein gehackt
2 TL frischer Dill oder Minzeblätter, gehackt

1 TL Weißweinessig oder etwas mehr, zum Abschmecken
frisch gemahlener schwarzer Pfeffer
Kräuter zum Garnieren

Die Zucchini halbieren. Entweder grob raspeln oder in nicht zu feine Streifen schneiden.

Eine große, beschichtete Pfanne erwärmen, die zerkleinerten Zucchini und 2 Eßlöffel Wasser hineingeben. Bei mittlerer Hitze vorsichtig köcheln lassen. Dabei gelegentlich wenden, bis die Flüssigkeit verdampft ist (etwa 7 bis 10 Minuten). Sollten die Zucchini anbacken, ein bißchen mehr Wasser zugeben.

Zwischenzeitlich den Joghurt mit Knoblauch, Kräutern, Essig und Pfeffer vermischen. Sobald die Zucchini fertig sind, die Joghurtmischung langsam dazugießen und alles bei mittlerer Hitze erwärmen. Mit Pfeffer bestäuben und mit frischen Kräutern garnieren.

| | |
|---|---|
| 1 Portion | : 1 Tasse |
| Kalorien | : 40 |
| Gesamtfett | : 0,3 g |
| Gesättigte Fettsäuren | : 0,1 g |
| Cholesterin | : 1 mg |

# Tofugerichte

Tofu ist eines der wandlungsfähigsten Nahrungsmittel überhaupt und läßt sich auf vielfältige Weise zubereiten: pfannengerührt, geschmort, gebacken, gekocht, gedämpft oder gegrillt. In diesem Kapitel lassen sich pikante mexikanische Gerichte (z. B. Lydias Mexikanische Kasserolle) und herzhafte und scharfe Stews ebenso finden wie auch Gemüse-Tofu-Mischungen (z. B. Tofu-Stew mit Miso, Auberginen mit Tofu auf chinesische Art) und leichte, einfache Gerichte (z. B. Tofukäse mit frischen Kräutern, Marinierter Tofu).

Tofu ist sehr eiweißreich und ein guter Ersatz für Käse und Eier. Man sollte Tofu eigentlich immer zur Hand haben für schnell zuzubereitende, nahrhafte Mahlzeiten.

Alle nachfolgenden Rezepte enthalten mehr als 10 Prozent Fett, da Tofu – wie alle anderen Sojaprodukte – relativ fettreich ist. Die tatsächliche Höhe an Gesamtfett in Tofu ist jedoch gering im Vergleich zu anderen vergleichbaren Proteinquellen. Darüber hinaus besteht diese relativ geringe Menge Fett meistens aus mehrfach ungesättigten Fettsäuren, so daß Tofu in dieser Diät erlaubt ist. Wir haben den Teilnehmern unserer Studie allerdings empfohlen, nicht mehr als dreimal in der Woche $1/2$ Tasse Tofu zu verzehren, damit das gesamte Diätfett über mehrere Tage unter 10 Prozent bleibt.

## Tofukäse mit frischen Kräutern
ergibt 1 Tasse (4 Portionen)   DEBORAH MADISON

Dieser aromatische Tofukäse wird mit Cräckern zu frischen rohen Gemüsen oder mit gekochten Nudeln serviert. Am besten eignet sich für dieses Gericht »glatter« japanischer Tofu aufgrund seiner geschmeidigen Konsistenz. Sie können aber auch »groben« Tofu verwenden.

230 g Tofu
2 EL Weißwein
1 Schalotte oder 4 Frühlingszwiebeln, fein gewürfelt
1 große Knoblauchzehe, zerdrückt
2 EL fein gehackte frische Kräuter (z. B. Petersilie, Majoran, Dill, Zitronenthymian, Estragon, Basilikum)
Kräuteressig zum Abschmecken
frisch gemahlener weißer Pfeffer
½–1 TL Senf
Zum Garnieren: Kräuterblüten (z. B. von Rosmarin, Salbei oder Thymian), Kapuziner- oder Brunnenkresse (wahlweise)

Tofu in einen Mixer geben und mit dem Wein zu einer glatten Masse verarbeiten. Sollte der Tofu sehr trocken sein, gegebenenfalls etwas mehr Wein hinzufügen.
  Die Tofumasse in eine Schüssel geben und restliche Zutaten – bis auf die Kräuterblüten und Kresse für die Garnitur – hinzufügen. Alles gut verrühren, abschmecken und eventuell etwas nachwürzen. Bedenken Sie aber dabei, daß sich der Knoblauch- und Zwiebelgeschmack ebenso wie das Aroma der Kräuter im Laufe der Zeit noch verstärkt.
  Den Tofukäse in eine Servierschüssel geben und abgedeckt für einige Stunden gut durchziehen lassen. Kurz vor dem Servieren mit Kräuterblüten und Kresse garnieren.

| 1 Portion | : ¼ Tasse |
|---|---|
| Kalorien | : 51 |
| Gesamtfett | : 2,4 g |
| Gesättigte Fettsäuren | : 0,3 g |
| Cholesterin | : 0 mg |

## Marinierter Tofu
ergibt 1 Tasse (2 Portionen)

MARK HALL

Aufgrund der Sojasoße ist der Natriumgehalt dieses Gerichtes sehr hoch (523 mg pro ½ Tasse) und kann für Personen mit Bluthochdruck oder Kochsalzempfindlichkeit ungeeignet sein.

**Marinade:**
2 EL halbtrockener Rotwein (z. B. Burgunder)
1 EL Sojasoße
1½ TL Wasser
1 TL Reisweinessig
1 TL frisch geriebener Ingwer
½ TL frisch gepreßter Knoblauch
⅛ TL frisch gemahlener schwarzer Pfeffer
200 g fester Tofu, in Würfeln

Für die Marinade alle Zutaten in einen Topf geben, zum Kochen bringen und anschließend über die Tofuwürfel gießen. Über Nacht durchziehen lassen. Alternativ dazu den Tofu etwa 15 Minuten in der Marinade köcheln lassen, anschließend abgießen und servieren.

| 1 Portion | : ½ Tasse |
|---|---|
| Kalorien | : 96 |
| Gesamtfett | : 4,2 g |
| Gesättigte Fettsäuren | : 0,6 g |
| Cholesterin | : 0 mg |

## Tofurührei mit Gemüse     Mary Caroll
ergibt 4 Tassen (4 Portionen)

Wenn Sie Tofu mögen, können Sie dieses Gericht mit Toast zum Frühstück verzehren, mit oder ohne Gemüse.

½ Tasse Möhren, kleingeschnitten
⅓ Tasse Sherry
½ Tasse Zwiebeln, gewürfelt
½ Tasse frische, gekochte Maiskörner
½ Tasse rote Paprikaschoten, kleingeschnitten
2 EL Chilischoten, gewürfelt
1 Tasse frische grüne Erbsen
½ Tasse Sellerie, gehackt
1½ Tassen festes Tofurührei (340 g fester Tofu)
1 EL Kurkuma
1 TL Currypulver
¼ TL weißer Pfeffer
½ TL getrockneter Dill
½ TL getrockneter Thymian
1½ TL frischer Schnittlauch
Salz
gehackte Frühlingszwiebeln zum Garnieren

Möhren 5 bis 8 Minuten dämpfen, bis sie weich sind, und beiseite stellen.
    Den Sherry in einem Topf erhitzen und die Zwiebeln darin weichkochen (falls notwendig, etwas mehr Sherry hinzufügen). Übrige Gemüsezutaten dazugeben und bei geschlossenem Deckel 5 bis 10 Minuten kochen lassen.
    Den Tofu würzen, zum Gemüse geben und sautieren, bis er fast ganz heiß ist. Mit Salz würzen und mit gehackten Frühlingszwiebeln garnieren. Mit Salsa, Knoblauchtoast oder Fruchtsalat servieren.

| | |
|---|---|
| 1 Portion | : 1 Tasse |
| Kalorien | : 155 |
| Gesamtfett | : 4,3 g |
| Gesättigte Fettsäuren | : 0,6 g |
| Cholesterin | : 0 mg |

## Lydias Mexikanische Kasserolle
ergibt 8 Tassen (8 Portionen)     LYDIA KARPENKO

Wem die grünen Chilis nicht scharf genug sind, der kann noch eine rote Chili zusätzlich und eine Prise Cayennepfeffer verwenden.

12 Maistortillas (15 cm ⌀), fettfrei, ungekocht
1 mittelgroße Zwiebel, gehackt
2 Tassen Tomaten, gewürfelt
2 Tassen Tomaten-Salsa
gemahlener Kümmel
1 rote Chilischote, gehackt
3 Knoblauchzehen, zerdrückt
1 Dose (etwa 770 g) grüne Chilischoten
340 g fester Tofu, zerdrückt
900 g Magermilchjoghurt
1 EL Vinaigrette-Salatdressing-Pulver
frisch gehacktes Koriandergrün zum Garnieren

Backofen auf 200° C vorheizen.
    Eine beschichtete Kasserolle mit 6 Tortillas auslegen. Gehackte Zwiebeln mit Tomaten, Salsa, 1 Teelöffel Kümmel, gehacktem rotem Chili und Knoblauch mischen. ³/₄ dieser Mischung in die Kasserolle füllen. Grüne Chilischoten flach darüberschichten, dann den zerdrückten Tofu darauf verteilen. Mit den sechs restlichen Tortillas bedecken und die verbliebene Tomaten-Salsa-Mischung darübergießen. Den Joghurt mit dem Salatdressingpulver verrühren und auf die Tomaten-

Salsa-Mischung geben. Über diese letzte Schicht etwas gemahlenen Kümmel stäuben und etwa 35 bis 45 Minuten im vorgeheizten Backofen backen lassen. Mit gehacktem Koriandergrün garnieren.

**Variation:**
Den Tofu durch gekochte Bohnen ersetzen.

| 1 Portion | : 1 Tasse |
|---|---|
| Kalorien | : 269 |
| Gesamtfett | : 4,3 g |
| Gesättigte Fettsäuren | : 0,6 g |
| Cholesterin | : 2 mg |

### Tofu-Stew mit Miso   Mark Hall
ergibt 5½ Tassen (5–6 Portionen)

Miso, ein Sojabohnenprodukt (Paste), ist sehr eiweißreich und enthält einen relativ hohen Anteil an mehrfach ungesättigten Fettsäuren. Es gibt je nach Art und Menge der verwendeten Zutaten wie Sojabohnen, Reis, Gerste, Salz und Wasser unterschiedliche Misosorten, mal dunkel und kräftig, mal heller und milder bis leicht süßlich. Miso kann sehr kochsalzreich sein, wobei die helle Sorte weniger enthält als die dunkle Misosorte. Aus diesem Grund werden im folgenden Rezept beide Sorten kombiniert und zudem noch in geringer Menge verwendet. Eine Portion Stew enthält 80 mg Natrium.

1 Tasse Zucchini, in großen Würfeln
½ Tasse Mungobohnensprossen
7 getrocknete Shiitake-Pilze (etwa 30 g)
2½ Tassen Wasser
1 Tasse Zwiebeln, gewürfelt
2 TL frisch zerdrückter Knoblauch
1 Tasse Möhren, gehackt

1 TL frisch gehackter Ingwer
1½ Kürbis, gewürfelt (z. B. Eichelkürbis oder Butternußkürbis)
1 Tasse rote Paprikaschoten, gewürfelt
230 g fester Tofu, in Würfeln
1 TL süßer heller Miso
1 TL dunkler Miso
frisch gemahlener schwarzer Pfeffer

Zucchiniwürfel (3–5 Minuten) und Mungobohnensprossen (1 Minute) separat blanchieren, anschließend kurz in kaltes Wasser tauchen und beiseite stellen.
Die Shiitake-Pilze in 2½ Tassen Wasser einweichen. Anschließend herausnehmen (Einweichwasser aufbewahren), die Pilzstiele entfernen und die Pilze hacken oder in 1 cm dicke Streifen schneiden.
Zwiebeln und Knoblauch in einer halben Tasse des Pilzeinweichwassers dünsten. Wenn die Zwiebeln beginnen weich zu werden, Möhren, zerkleinerte Shiitake-Pilze und Ingwer mitdünsten. Zu den fast garen Möhren die Kürbiswürfel und das restliche Einweichwasser geben. Wenn der Kürbis ziemlich weich ist, die Paprikawürfel hinzufügen und den Stew etwa 25 Minuten schmoren lassen. Anschließend die blanchierten Zucchiniwürfel dazugeben und weitere 5 Minuten kochen lassen. Den Tofu und die blanchierten Mungobohnensprossen untermischen. Abschließend hellen und dunklen Miso einrühren und mit Pfeffer würzen.

| | |
|---|---|
| 1 Portion | : 1 Tasse |
| Kalorien | : 107 |
| Gesamtfett | : 2,1 g |
| Gesättigte Fettsäuren | : 0,2 g |
| Cholesterin | : 0 mg |

# Gemüse mit Tofu und süßsaurer Soße aus dem Wok
CAROL CONNELL

ergibt 4 Tassen Gemüse (4 Portionen)

Für dieses Gericht wird nicht die ganze Menge süßsaurer Soße benötigt. Die übriggebliebene Portion läßt sich gut für einige Tage im Eisschrank aufbewahren.

**Süßsaure Soße:**
1¼ Tassen klare Tomatensoße
2 TL frisch gepreßter Knoblauch
½ TL getrocknetes Basilikum
½ TL Selleriesamen
4 TL Reisweinessig
¼ Tasse Apfelsaftkonzentrat
½ TL Tamarisoße
¼ TL gemahlenes Kardamom
½ TL Koriander
⅓ Tasse Wasser
30 g getrocknete schwarze Pilze
¼ Tasse trockener Sherry
1 Tasse Zwiebeln, in feinen Ringen
¼ Tasse trockener Weißwein
½ Tasse Pfifferlinge, kleingeschnitten
¼ Tasse rote Paprikaschoten, in Julienne-Streifen
¼ Tasse Möhren, in Julienne-Streifen
½ Tasse Broccoliröschen
¼ Tasse Weißkohl, geraspelt
¼ Tasse frische Ananasstückchen
1 Tasse fester Tofu, gewürfelt
¼ Tasse Mungobohnensprossen
1 TL Sesamsamen
Salz
gekochter weißer oder brauner Reis

Für die Soße alle Zutaten in einen Kochtopf geben und 15 Minuten köcheln lassen. Dies sollte insgesamt 2 Tassen Soße ergeben.

Die getrockneten schwarzen Pilze im Sherry 10 Minuten lang einweichen. Anschließend abgießen (Sherry aufbewahren), Stiele entfernen und die Pilze kleinschneiden.

In einem Wok oder in einer großen Pfanne die Zwiebeln im Weißwein in etwa 10 Minuten weichdünsten. Pfifferlinge und eingeweichte schwarze Pilze dazugeben und weitere 5 Minuten bei starker Hitze unter ständigem Rühren kochen lassen. Paprika und Möhren zufügen und bei geschlossenem Deckel 5 Minuten dämpfen lassen. Broccoli, Erbsen, Kohl, Ananas und Tofu dazugeben und bei geschlossenem Deckel weitere 2 Minuten dämpfen lassen. Zum Schluß die Mungobohnen 1½ Minuten mitkochen lassen. Mit einer Tasse süßsaurer Soße und dem Sesamsamen mischen, mit Salz abschmecken und zu gekochtem Reis servieren.

| | |
|---|---|
| 1 Portion | : 1 Tasse Gemüse + Soße |
| Kalorien | : 169 |
| Gesamtfett | : 3,2 g |
| Gesättigte Fettsäuren | : 0,5 g |
| Cholesterin | : 0 mg |

| | |
|---|---|
| 1 Portion | : 1 Tasse Gemüse + Soße + ½ Tasse weißer Reis |
| Kalorien | : 280 |
| Gesamtfett | : 3,3 g |
| Gesättigte Fettsäuren | : 0,6 g |
| Cholesterin | : 0 mg |

**Süßsaure Soße:**

| | |
|---|---|
| 1 Portion | : ¼ Tasse |
| Kalorien | : 30 |
| Gesamtfett | : 0,2 g |
| Gesättigte Fettsäuren | : 0,03 g |
| Cholesterin | : 0 mg |

## Auberginen mit Tofu auf chinesische Art

MARK HALL

ergibt 5 Tassen (5 Portionen)

Dieses Gericht kann zu Nudeln oder Reis serviert werden. Eine Portion enthält 430 mg Natrium.

2 Tassen Zwiebeln, gehackt
1 Tasse halbtrockener Rotwein
7 Tassen gewürfelte Auberginen (etwa 450 g)
1 1/2 Tassen Wasser
2 TL frisch gehackter Knoblauch
1/4 TL rote scharfe Chiliflocken
400 g fester Tofu, in Würfeln
1 TL Pfeilwurzelmehl
2 EL Sojasoße
1 Tasse Frühlingszwiebeln, kleingeschnitten
2 TL Reisweinessig
frisch gehacktes Koriandergrün

Die Zwiebeln im Rotwein weichdünsten. Auberginenwürfel, 1/2 Tasse Wasser, Knoblauch und Chiliflocken dazugeben und bei geschlossenem Deckel so lange schmoren lassen, bis die Auberginen gar sind. Dann den Tofu hinzufügen. Das Pfeilwurzelmehl in der Sojasoße auflösen und mit einer Tasse Wasser zum Gemüse geben. So lange rühren, bis die Soße eingedickt ist. Abschließend Schalotten und Reisweinessig untermischen und mit wenig Koriandergrün garnieren.

| 1 Portion | : 1 Tasse |
|---|---|
| Kalorien | : 159 |
| Gesamtfett | : 3,7 g |
| Gesättigte Fettsäuren | : 0,6 g |
| Cholesterin | : 0 mg |

## Gedämpftes frisches Gemüse mit Tofu und Soba-Nudeln
MOLLIE KATZEN

ergibt 14 Tassen (14 Portionen)

Dieses Gericht enthält 171 mg Natrium pro Portion.

680 g Broccoli
2 große Möhren
1 mittelgroße gelbe oder rote Zwiebel
1 kleiner Kopf Blumenkohl
12–15 große Pilze
etwa 340 g fester Tofu
230 g ungekochte Soba-Nudeln (japanische Nudeln aus Buchweizenmehl)
1 Tasse Misoyaki-Soße (s. nachfolgendes Rezept)

Zwei Kochtöpfe mit Wasser füllen und zum Kochen bringen.

Broccoli waschen, den Strunk etwas kürzen, den Strunk und die kleinen Stiele bis zum Ansatz schälen. Den Broccoli in Röschen zerteilen, den Strunk und die Stiele in ebenso große Stücke wie die Röschen schneiden. Beiseite stellen.

Möhren waschen, schaben oder schälen und in ½ cm dicke Scheiben schneiden.

Die Zwiebel in ½ cm große Stücke schneiden, den Blumenkohl in Röschen teilen. In separaten Schüsseln beiseite stellen.

Die Pilze säubern, die Haut der Stiele leicht abschaben, vierteln und beiseite stellen.

Den Tofu in 2,5 cm große Würfel schneiden.

Alle Gemüsezutaten in einen Siebeinsatz geben und im geschlossenen Topf im aufsteigenden Wasserdampf bei mittlerer Hitze 3–4 Minuten dämpfen.

Die Nudeln in den anderen Kochtopf mit kochendem Wasser geben und bei mittlerer Hitze in 6–8 Minuten garen. Anschließend die Nudeln abgießen und in eine

Schüssel füllen. Mit ½ Tasse Misoyaki-Soße gut vermischen. Das Gemüse aus dem Dämpfeinsatz nehmen und über die Nudeln geben. Mit der restlichen Soße übergießen und servieren.

| | |
|---|---|
| 1 Portion | : 1 Tasse |
| Kalorien | : 127 |
| Gesamtfett | : 1,6 g |
| Gesättigte Fettsäuren | : 0,2 g |
| Cholesterin | : 0 mg |

## Misoyaki-Soße
ergibt 2 Tassen (16 Portionen)

Mollie Katzen

Diese Soße – eine Kombination aus Miso und Mirin – wird zu gekochtem Gemüse und Tofu serviert. Miso und Mirin sind in Asienläden erhältlich. 1 Portion Misoyaki-Soße (2 Eßlöffel) enthält 249 mg Natrium.

½ Tasse gelbes Gersten- oder Hatcho-Miso
1 Tasse Wasser
1 Tasse Mirin
2 EL Maismehl

Miso in eine mittelgroße Schüssel geben. ½ Tasse kochendes Wasser hinzufügen und zu einer glatten Paste verarbeiten. ½ Tasse Mirin dazugeben und gründlich verrühren.

Das Maismehl mit dem restlichen Wasser und Mirin in einem Topf verrühren und bei mittlerer Hitze unter ständigem Rühren erwärmen und 5 bis 8 Minuten unter Rühren kochen lassen, bis die Masse dick wird. Anschließend von der Herdplatte nehmen und unter die Misomischung rühren.

Die Soße kann warm oder mit Zimmertemperatur zu gekochtem Gemüse, Tofu und Reis serviert werden.

| | |
|---|---|
| 1 Portion | : 2 Eßlöffel |
| Kalorien | : 24 |
| Gesamtfett | : 0,4 g |
| Gesättigte Fettsäuren | : 0,1 g |
| Cholesterin | : 0 mg |

## Gefüllte Manicotti-Nudeln   Judy Talbott
ergibt 4 Tassen (8 gefüllte Nudeln)
plus 3 Tassen Soße (4 Portionen)

Dieses Gericht läßt sich sehr gut im Kühlschrank aufbewahren, aber auch sehr gut einfrieren.

8 getrocknete Manicotti-Nudeln
450 g weicher Tofu
$1/2$ TL getrockneter Oregano
$1/2$ TL getrockneter Thymian
1 TL frisch gehacktes Basilikum
2 TL frisch gehackter Knoblauch
$1/3$ Tasse frisch gehackte Petersilie
$1/4$ TL weißer Pfeffer
Salz
3 Tassen Marinara-Soße (s. nachfolgendes Rezept)
frische Petersilie oder Basilikum

Backofen auf 200° C vorheizen.
 Die Nudeln 5 Minuten in kochendem Wasser kochen, mit kaltem Wasser abspülen und beiseite stellen. Die Nudeln sollten jedoch nicht übereinandergelegt werden und sich auch nicht überlappen.
 In einer großen Schüssel den Tofu mit Oregano, Thymian, Basilikum, Knoblauch, Petersilie und Pfeffer vermischen. Mit Salz würzen. Die Nudeln mit dieser Masse füllen und in ein beschichtetes Backgeschirr geben. Marinara-Soße darübergießen und im vorgeheizten Backofen 30 Minuten backen lassen. Mit frischen Kräutern garnieren und servieren.

| | |
|---|---|
| 1 Portion | : 2 Manicotti (1 Tasse) + ¾ Tasse Soße |
| Kalorien | : 367 |
| Gesamtfett | : 5,4 g |
| Gesättigte Fettsäuren | : 0,9 g |
| Cholesterin | : 0 mg |

## Marinara-Soße                                          JUDY TALBOTT
ergibt 4 Tassen (4 Portionen)

Diese Soße paßt sehr gut zu Nudeln.

2 Tassen grob gehackte Zwiebeln
½ Tasse Gemüsefond oder Wasser
2 Knoblauchzehen, gehackt
1½ Tassen Möhren, gewürfelt
4 Tassen Tomaten, gehackt
1 TL Zucker
2 EL frisch gehacktes Basilikum
2 EL frisch gehackte Petersilie
Salz
frisch gemahlener schwarzer Pfeffer

Die gehackten Zwiebeln im Gemüsefond glasig dünsten. Knoblauch zufügen und eine weitere Minute mitdünsten. Die Möhren dazugeben. Nach 5 Minuten Tomaten und Zucker untermischen. Bei schwacher Hitze und geschlossenem Deckel etwa 20 Minuten unter gelegentlichem Umrühren köcheln lassen. Basilikum dazugeben und weitere 10 Minuten köcheln lassen. Anschließend die Soße entweder ganz oder nur einen Teil davon pürieren, Petersilie hinzufügen und mit Salz und Pfeffer abschmecken.

**Variation:**
Wenn Sie die Tomaten zugeben, können Sie noch zusätzlich frische Pilze hinzufügen.

1 Portion : 1 Tasse
Kalorien : 94
Gesamtfett : 0,8 g
Gesättigte Fettsäuren : 0,2 g
Cholesterin : 0 mg

# Brot und Pizza

Gutes Brot ist durch nichts zu ersetzen, und diese Diät läßt genügend Platz dafür. Es schmeckt auch ohne zusätzlich zugefügtes Fett und enthält eine Menge energiereicher komplexer Kohlenhydrate.

Die meisten der hier vorgestellten Brote sind Vollkornbrote, bestehend aus Vollkorn- und Weißmehl oder Vollkorn-, Weiß- und Roggenmehl. Ihr Geschmack ist kräftig und herzhaft.

Das Backen der Hefeteigbrote nimmt etwas mehr Zeit in Anspruch. Schnell zuzubereiten sind dagegen das Maisbrot und das Knoblauchbrot.

Beim Brotkauf sollte auf den Fettgehalt geachtet werden.

Gutschmeckendes Brot braucht kein Streichfett. Statt dessen sollte man sein Brot in das Salatdressing, die Suppe oder in die Soße der Hauptmahlzeit dippen. Darüber hinaus eignen sich als Belag pürierte Gemüse wie z. B. Hummus (s. S. 99), Auberginenpüree (s. S. 100) oder Grüne Erbsen-»Guacamole« (s. S. 141) und zum Frühstück ungesüßte Marmelade oder Apfelsoße.

## Chez Panisse-Brot  ALICE WATERS
ergibt 8 Baguettes (64 Portionen)

1480 g Allzweckmehl (oder Brotmehl mit 12–13% Gluten)
5 TL Salz
3 EL Trockenhefe
4 Tassen lauwarmes Wasser

Mehl mit dem Salz vermischen. In einer großen Schüssel die Trockenhefe in 4 Tassen lauwarmem Wasser auflösen. Nach und nach das Mehl mit einem großen, starken Holzlöffel einrühren und zu einem Teig verarbeiten. Den Teig aus der Schüssel nehmen und 5 bis 10 Minuten auf einer bemehlten Arbeitsfläche schlagen, bis er weich und elastisch ist. In einer sauberen Schüssel mit einem Tuch bedeckt gehen lassen. Anschließend den Teig flachdrücken und zugedeckt über Nacht in den Kühlschrank stellen. Am nächsten Tag den Teig aus dem Kühlschrank nehmen und 3 bis 4 Stunden bei Zimmertemperatur stehen lassen. Anschließend den Teig flachdrücken und in 10 gleich große Ballen von etwa 280 g teilen, nochmals durchkneten und Baguettes formen. Dafür zunächst aus der Teigkugel einen Zylinder formen: Teigkugel flachdrücken und von der gegenüberliegenden Seite her zum Körper hin aufrollen und dabei mit Hilfe der Daumen in eine gleichmäßige zylindrische Form bringen. Den Zylinder 3–5 Minuten ruhen lassen; anschließend mit den Fingern unter leichtem Druck hin- und herrollen, bis der Brotlaib eine Länge von etwa 30 cm erreicht hat. Die restlichen Teigkugeln auf diese Weise bearbeiten und zu Baguettes formen. Ein Backblech mit einem leicht bemehlten Backpapier auslegen. Baguettes darauf geben, die Oberfläche einschneiden, mit einem Tuch bedecken und 1 1/2 Stunden gehen lassen, bis sich das Volumen verdoppelt hat. Die Brotlaibe vollständig mit Wasser besprühen. Das Backblech in den auf 250° C vorgeheizten Backofen auf die mittlere Schiene geben. Den Backofen auf 220° C herunterschalten. Die Brotlaibe nach 2 Minuten mit Wasser besprühen, nach weiteren 5 Minuten und nochmals nach weiteren 5 Minuten. Nach dem letzten Besprühen sollten die Brotlaibe glänzen und beginnen, braun zu werden. Die Baguettes sind nach 15 bis 20 Minuten fertig, wenn sie gleichmäßig braun sind und wenn sie beim Klopfen auf die Brotunterseite hohl klingen.

| | |
|---|---|
| 1 Portion | : 28 g (¹/₈ Baguette) |
| Kalorien | : 85 |
| Gesamtfett | : 0,2 g |
| Gesättigte Fettsäuren | : in Spuren |
| Cholesterin | : 0 mg |
| Natrium | : 169 mg |

## Brioche CHRISTIAN JANSELME
ergibt 1 Brotlaib von 23 × 13 cm (10 Portionen)

1 Päckchen Trockenhefe
¹/₂ TL Zucker
²/₃ Tasse warmes Wasser
2²/₃ Tassen Allzweckmehl
¹/₂ TL Salz
1 EL Orangenblütenwasser
3 Eiweiße
1 Eiweiß zum Glasieren

Trockenhefe und Zucker in dem warmen Wasser auflösen und 5–6 Minuten ruhen lassen, bis sich an der Oberfläche Bläschen bilden. Mehl mit dem Salz mischen und beiseite stellen. Orangenblütenwasser mit den Eiweißen verrühren und mit einem Handrührgerät in die Hefe-Wasser-Mischung einrühren. Langsam die Mehl-Salz-Mischung dazugeben und mit dem Knethaken in etwa 10 Minuten zu einem glatten Teig verarbeiten. Den Teig in eine Brotbackform (23 × 13 × 8 cm) füllen und den Teig an einem warmen Ort 1 Stunde gehen lassen, bis sich sein Volumen verdoppelt hat. Anschließend den Teig flachdrücken und nochmals 45 bis 60 Minuten gehen lassen, bis der Teig eine weiche und lockere Konsistenz hat. Mit dem geschlagenen Eiweiß bestreichen und im vorgeheizten Backofen bei 200° C in 30 Minuten goldbraun backen. Das Brot anschließend auf ein Kuchengitter stürzen und abkühlen lassen.

| 1 Portion | : $^1/_{10}$ Brot |
|---|---|
| Kalorien | : 130 |
| Gesamtfett | : 0,3 g |
| Gesättigte Fettsäuren | : 0,1 g |
| Cholesterin | : 0 mg |

## Maisbrot  MARK HALL
ergibt 1 Brotlaib von 48 × 13 cm (10 Portionen)

1 $^2/_3$ Tassen Weizenvollkorn-Kuchenmehl
1 Tasse Maismehl
2 EL Backpulver
1 EL Zucker
$^1/_2$ TL Salz
1 Tasse Wasser
1 Eiweiß
$^1/_4$ Tasse frische Maiskörner oder Chilischoten (nach Wahl)

Backofen auf 200° C vorheizen.
    Mehle, Backpulver, Zucker und Salz mischen. In einer großen Schüssel Wasser mit dem Eiweiß verrühren. Mehlgemisch und – falls gewünscht – Maiskörner oder Chilischoten dazugeben und zu einem Teig verarbeiten. Den Teig in eine beschichtete Brotbackform (23 × 13 × 8 cm) füllen und in 20 bis 25 Minuten goldbraun backen.

## Roggenbrot

ALICE WATERS

ergibt 2 Brotlaibe à 680 g (56 Portionen)

2 EL Trockenhefe
½ Tasse Wasser
2 Tassen Cidre oder Bier
570 g ungebleichtes Allzweckmehl
340 g Roggenmehl
1 EL Salz

In einer großen Schüssel die Trockenhefe in einer halben Tasse warmem Wasser auflösen. Dann den Cidre oder das Bier einrühren. Die Mehlsorten mit dem Salz mischen und nach und nach zu der Hefe-Wasser-Mischung geben. Mit einem großen, starken Holzlöffel zu einem klebrigen Teig verkneten. Den Teig aus der Schüssel nehmen und 3 bis 4 Minuten auf einer bemehlten Arbeitsfläche leicht durchkneten. Während des Knetens wird der Teig wahrscheinlich klebrig bleiben; trotzdem nicht mehr Mehl hinzufügen. Den Teig in eine große Schüssel füllen und zugedeckt über Nacht in den Kühlschrank stellen. Am nächsten Tag den Teig aus dem Kühlschrank nehmen und 3 bis 4 Stunden stehen lassen, damit er Zimmertemperatur annimmt. Den Teig durchkneten und zwei Kugeln oder Baguettes formen und nochmals gehen lassen, bis sich das Volumen verdoppelt hat. Im vorgeheizten Backofen bei 200° C dunkelbraun backen.

| | |
|---|---|
| 1 Portion | : 1 Scheibe |
| Kalorien | : 67 |
| Gesamtfett | : 0,2 g |
| Gesättigte Fettsäuren | : in Spuren |
| Cholesterin | : 124 mg |

# Bauernbrot

ALICE WATERS

ergibt 4 runde Brotlaibe à 450 g (64 Portionen)

½ Tasse Backfermentansatz (»Starter«, im Bioladen oder Reformhaus erhältlich)
3 Tassen Wasser
230 g Weizenvollkornmehl
2 EL und 1 TL Trockenhefe
680 g ungebleichtes Allzweckmehl
110 g Gerstenmehl
110 g Roggenmehl
4 TL Salz

Den Fermentansatz im Wasser auflösen, Weizenvollkornmehl zugeben, abdecken und bei Zimmertemperatur über Nacht stehen lassen. Am nächsten Tag die Trockenhefe darin auflösen. Allzweckmehl mit Gersten- und Roggenmehl sowie Salz mischen, nach und nach zum Ansatz geben und zu einem weichen, elastischen Teig verkneten. Den Teig zugedeckt 1 bis 1½ Stunden gehen lassen, bis er sein Volumen verdoppelt hat. Den Teig in 4 gleich große Portionen teilen. Jede Portion nochmals kräftig durchkneten, zu einer Kugel formen und auf ein mit Backpapier ausgelegtes Backblech legen. Mit einem Tuch bedecken und nochmals gehen lassen, bis sich das Volumen verdoppelt hat. Die Oberfläche der Brotlaibe einschneiden und mit etwas Wasser besprühen. Im vorgeheizten Backofen bei 200° C 40 bis 45 Minuten backen lassen. Für die Garprobe auf die Unterseite der Brote klopfen. Sie sollten hohl klingen.

| 1 Portion | : 1 Scheibe |
|---|---|
| Kalorien | : 63 |
| Gesamtfett | : 0,2 g |
| Gesättigte Fettsäuren | : in Spuren |
| Cholesterin | : 0 mg |

## Knoblauchbrot
OLIVE MACFARLANE
ergibt ½ Brotlaib (8 Portionen)

1½ EL frischer Knoblauch, gehackt
¾ Tasse heißes Wasser
½ Laib Französisches Brot (ca. 110 g), in 2 Hälften
6 EL Tomaten, entkernt, kleingeschnitten (nach Wahl)
frisch gehackte Kräuter (Rosmarin, Oregano oder Basilikum)

Backofen auf 200° C vorheizen.
    Knoblauch und Wasser in einen Topf geben und zum Kochen bringen. 5 bis 10 Minuten köcheln lassen. Herdplatte ausschalten. Knoblauchflüssigkeit auf die Brothälften verteilen. Falls gewünscht, kleingeschnittene Tomaten und frische Kräuter darüberstreuen. Die Brothälften in Folie wickeln und etwa 10 Minuten backen. Die Folie öffnen und das Knoblauchbrot etwa noch eine weitere Minute bis zur gewünschten Wärme und Knusprigkeit backen lassen.

| | |
|---|---|
| 1 Portion | : 14 g Brot |
| Kalorien | : 57 |
| Gesamtfett | : 0,6 g |
| Gesättigte Fettsäuren | : 0,1 g |
| Cholesterin | : 1 mg |

## Haferkleie-Hushpuppies
ROBERT ROYALL
ergibt 35 Stück (10–11 Portionen)

2½ Tassen Haferkleie
1 EL Backpulver
¼ Tasse Honig
¼ Tasse Magermilch
2 Eiweiß
¼ Tasse Zwiebeln, gehackt

Backofen auf 200° C vorheizen.
Haferkleie und Backpulver in einer großen Schüssel mischen und beiseite stellen. In einer kleineren Schüssel Honig mit Milch verrühren, dann Eiweiße und Haferkleie zufügen und zu einem Teig verarbeiten. Zum Schluß die gehackten Zwiebeln daruntermischen. Aus dem Teig mit angefeuchteten Händen kleine Bällchen (etwa 2,5 cm Durchmesser) formen und auf ein mit Backpapier ausgelegtes Backblech oder auf ein dünn mit Pflanzenöl ausgepinseltes Backblech legen. Die Haferkleie-Hushpuppies in 25 bis 35 Minuten knusprig braun backen, jedoch nicht übergaren. Sie sollten innen noch weich sein. Die Hushpuppies warm servieren

**Variation:**
Die Zwiebeln durch ¼ Tasse Rosinen ersetzen.

| | |
|---|---|
| 1 Portion | : 3 Stück |
| Kalorien | : 100 |
| Gesamtfett | : 1,3 g |
| Gesättigte Fettsäuren | : 0,3 g |
| Cholesterin | : in Spuren |

**Rosinen-Variation:**

| | |
|---|---|
| 1 Portion | : 3 Stück |
| Kalorien | : 108 |
| Gesamtfett | : 1,3 g |
| Gesättigte Fettsäuren | : 0,3 g |
| Cholesterin | : in Spuren |

## Pizza mit Pilzen
PAMELA MORGAN
ergibt eine dünnbelegte Pizza von 30 cm Durchmesser

**Pizzateig:**
1 Paket Trockenhefe
1 Tasse warmes Wasser
1 Prise Zucker
3–3½ Tassen Allzweckmehl
1 TL Salz
Maismehl

**Belag:**
1 Tasse »Marinara-Soße« (Rezept s. S. 236)
450 g wildwachsende Pilze, in dünnen Scheiben
4–5 frische Basilikumblätter, zerkleinert
je ½ TL getrockneter Oregano und Thymian oder je 4–5 Stengel frischer Oregano und Thymian
frisch gemahlener schwarzer Pfeffer

Backofen auf 225° C vorheizen.

Trockenhefe in warmes Wasser einstreuen. Zucker dazugeben und so lange rühren, bis sich die Hefe aufgelöst hat. Die angerührte Hefe 10 bis 15 Minuten ruhen lassen, bis sich an der Oberfläche kleine Bläschen bilden. In einer großen Schüssel 3 Tassen Mehl mit dem Salz mischen. Hefe-Wasser-Mischung dazugeben. Gut mischen. 5 bis 10 Minuten kneten, bis ein weicher und elastischer Teig entsteht. Dabei ggf. etwas mehr Mehl zufügen. Der Teig darf nicht an den Händen kleben. Den Teig in eine dünn mit Öl ausgepinselte Schüssel geben, abdecken und 30 bis 60 Minuten an einem warmen Ort gehen lassen, bis sich sein Volumen verdoppelt hat. Den aufgegangenen Teig in der Schüssel flachdrücken, herausnehmen und nochmals 1 Minute durchkneten. Eine Scheibe von 30 cm Durchmessern ausrollen und in eine mit Maismehl bestäubte runde Backform legen. Den Teig mit der Tomatensoße bestreichen und die Pilze (entweder roh oder in etwas Marinara-Soße gedünstet) darunter verteilen. Mit getrockneten oder frischen Kräutern bestreuen und 10 bis 15 Minuten backen.

| | |
|---|---|
| ¹/₆ Stück | : 290 Kalorien |
| Gesamtfett | : 1,1 g |
| Gesättigte Fettsäuren | : 0,1 g |
| Cholesterin | : 0 mg |

**Variationen:**

**Zucchini-Pilz-Pizza:**
1 Zucchini (200 g) in Scheiben schneiden und leicht braun grillen. Über die Pilze geben. Kräuter darüberstreuen und wie oben angegeben backen.

**Auberginen-Pilz-Pizza:**
1 mittelgroße Aubergine (etwa 340 g) in 0,5 cm dicke Scheiben schneiden, auf ein Papiertuch legen und mit ¹/₂ Teelöffel Salz bestreuen. Nach etwa 1 Stunde das Salz abspülen. Die Auberginenscheiben grillen und anschließend mit Pilzscheiben und Kräutern auf der Marinara-Soße verteilen. Bei Personen mit Bluthochdruck oder Kochsalzempfindlichkeit sollte auf das Salzen der Auberginen verzichtet werden.

# Pizza Provençal
PAMELA MORGAN
ergibt eine dickbelegte Pizza von 30 cm Durchmesser

3 Tassen »Zwiebelmus« (Rezept s. S. 122), ohne Croûtons
Pizzateig (s. Rezept »Pizza mit Pilzen«, S. 246)
2 Knollen Knoblauch
4 Pflaumentomaten
je 1 rote und gelbe Paprikaschote, geröstet, in feinen Streifen
4–5 frische Basilikumblätter, zerkleinert

je ½ TL getrockneter Oregano und Thymian oder 4–5 Stengel frische
Kräuter
4–5 Stengel frischer Rosmarin oder 1 TL getrockneter

Zunächst das Zwiebelmus nach dem Rezept auf S. 122 mit einer leichten Veränderung zubereiten. Damit die Zwiebeln karamelisieren, zu Beginn des Kochens 2 Eßlöffel Zucker hinzufügen. Es sollte unbedingt darauf geachtet werden, daß der größte Teil der Zwiebelkochflüssigkeit verdampft ist.

Die Knoblauchknollen in Zehen zerteilen, pellen und mit ¼ Tasse Wasser in eine beschichtete Backform geben. Mit Folie abdecken und bei 225° C im vorgeheizten Backofen 40 bis 60 Minuten backen lassen. Die Knoblauchzehen anschließend etwas abkühlen lassen. Die Tomaten in Achtel schneiden und auf dem Pizzateig verteilen. Zwiebelmus und Paprikastreifen darübergeben. Anschließend zerdrückte Knoblauchzehen und frische Kräuter zufügen. Die Pizza im vorgeheizten Backofen bei 225° C backen lassen.

| | |
|---|---|
| ⅙ Stück | : 374 Kalorien |
| Gesamtfett | : 1,5 g |
| Gesättigte Fettsäuren | : 0,2 g |
| Cholesterin | : 0 mg |

# Frühstücke

In diesem Abschnitt werden eine ganze Reihe unterschiedlicher Frühstücksmahlzeiten vorgestellt: warm oder heiß serviert, knusprige, kalte Getreidefrühstücke, Pfannkuchen, Waffeln und anderes mehr.
   Die Getreidefrühstücke sind ballaststoff- und sehr eiweißreich. Zu Pfannkuchen und Waffeln schmecken ungesüßte Marmelade oder Apfelsoße, aber auch frische Früchte mit etwas Magermilchjoghurt.
   Natürlich kann auch aus den vorhergehenden Brotrezepten gewählt werden. Genießen Sie einige Scheiben Brot mit Ihrem Lieblingsbrotaufstrich oder mit ungesüßter Marmelade.

## Haferflocken mit Rosinen und Zimt
ergibt 4 Tassen (4 Portionen)    MARY CARROLL

8 Tassen kochendes Wasser
1–2 Stangen Zimt
1/2 Tasse Rosinen
3 EL Orangensaftkonzentrat
2 Tassen Haferflocken in Rollenform
frisch geriebene Muskatnuß

Alle Zutaten in einen Kochtopf geben und 20 Minuten köcheln lassen, bis das Wasser vollständig aufgesogen ist. Über die einzelnen Portionen geriebene Muskatnuß stäuben und warm servieren.

| 1 Portion | : 1 Tasse |
|---|---|
| Kalorien | : 229 |
| Gesamtfett | : 2,7 g |
| Gesättigte Fettsäuren | : 0,5 g |
| Cholesterin | : 0 mg |

## Granola

MARY CARROLL

ergibt 3 Tassen (3 Portionen)

Dieses Rezept kann problemlos verdoppelt werden. Anstelle der Datteln und Rosinen können auch andere Trockenfrüchte verwendet werden, wie z. B. Äpfel, Feigen, Aprikosen oder Feigen und Ananas.

2 Tassen Haferflocken in Rollenform
1/4 Tasse Haferkleie
1/4 Tasse Roggenflocken
2 EL Sojaflocken
1/4 Tasse Apfelsaft
1 TL Vanilleextrakt
1 TL gemahlener Zimt
1/2 TL frisch geriebene Muskatnuß
1/4 Tasse getrocknete Datteln, kleingeschnitten
1/4 Tasse Rosinen

Backofen auf 150° C vorheizen.
    Alle Flocken in einer großen Schüssel mischen. Apfelsaft mit Vanille und Zimt verrühren und über die Flocken gießen. Alles gut durchmischen. Die Flockenmischung auf ein mit Backpapier ausgelegtes Backblech verteilen und im vorgeheizten Backofen etwa 1 1/2 bis 2 Stunden bräunen lassen. Für eine gleichmäßige Bräunung die Flockenmischung alle 30 Minuten umschichten. Granola abkühlen lassen und unter die Datteln und Rosinen mischen. In einem luftdicht abgeschlossenen Behälter an einem kühlen Ort aufbewahren.

| | |
|---|---|
| 1 Portion | : 1 Tasse |
| Kalorien | : 347 |
| Gesamtfett | : 4,6 g |
| Gesättigte Fettsäuren | : 0,8 g |
| Cholesterin | : 0 mg |

## Hirse-Frühstück mit Rosinen
ergibt 4 Tassen (4 Portionen)  MARY CARROLL

1 Tasse Hirse
1 1/2 Tassen Wasser
1 1/2 Tassen Apfelsaft
1/2 EL Apfelsaftkonzentrat
1/4 Tasse Rosinen
1/2 TL gemahlener Zimt
1/2 TL frisch geriebene Muskatnuß
1 EL Zitronensaft, frisch gepreßt

Hirse mit Wasser, Apfelsaft, Apfelsaftkonzentrat und Rosinen in einen Topf geben und zum Kochen bringen. Hitze reduzieren und 10 Minuten köcheln lassen. Dabei gelegentlich umrühren, damit die Hirse nicht anbrennt. Die gekochte Hirse von der Herdplatte nehmen, mit Zimt, Muskatnuß und Zitronensaft abschmecken und zugedeckt 45 Minuten durchziehen lassen. Mit einem Klecks Joghurt servieren.

| 1 Portion | : 1 Tasse |
|---|---|
| Kalorien | : 172 |
| Gesamtfett | : 1,1 g |
| Gesättigte Fettsäuren | : 0,3 g |
| Cholesterin | : 0 mg |

## Buchweizen-Pfannkuchen
VICTOR KARPENKO
ergibt 12 Pfannkuchen von 8 cm Durchmesser (4 Portionen)

Auf die Pfannkuchen können frische Früchte, Eingemachtes (ungesüßt), Apfelsoße oder Magermilchjoghurt gegeben werden.

1/2 Tasse Magermilchjoghurt
1/2 Tasse Magermilch

1 TL Vanilleextrakt
¹/₄ Tasse Buchweizenmehl
¹/₂ Tasse Haferflocken in Rollenform
¹/₄ TL Backsoda
¹/₄ TL Backpulver
1 Eiweiß
1 EL Apfelsaftkonzentrat

Joghurt mit Milch und Vanilleextrakt verrühren. Das Buchweizenmehl mit Haferflocken, Backsoda und -pulver mischen und mit dem angerührten Joghurt zu einem Teig verarbeiten. Eiweiß steif schlagen und unter die Teigmasse heben. Die Pfannkuchen in einer beschichteten oder in einer dünn mit Pflanzenöl ausgepinselten Pfanne backen.

| | |
|---|---|
| 1 Portion | : 3 Pfannkuchen |
| Kalorien | : 103 |
| Gesamtfett | : 0,8 g |
| Gesättigte Fettsäuren | : 0,2 g |
| Cholesterin | : 1 mg |

## Waffeln
Mary Carroll

ergibt 13 Waffeln von 10 cm Durchmesser (6–7 Portionen)

Diese Waffeln schmecken am besten mit frischen Früchten.

¹/₄ Tasse Wasser
¹/₄ Tasse Hefe
1 Tasse feines Roggenmehl, gesiebt
1¹/₂ Tassen Weizenvollkorn-Kuchenmehl, gesiebt
3 TL Backpulver
¹/₄ TL gemahlener Zimt
¹/₈ TL frisch geriebene Muskatnuß
2–2¹/₂ Tassen Wasser

6 Eiweiß
2 TL Weinstein

Nach und nach das Wasser zu der Hefe geben und zu einer dicken Paste anrühren. Mehlsorten mit Backpulver, Zimt und Muskatnuß mischen. Unter ständigem Rühren nach und nach das Wasser und die angerührte Hefepaste zugeben und zu einem Teig verarbeiten. Eiweiße mit 2 Teelöffeln Weinstein steif schlagen und unter die Teigmasse heben. Den Teig in einem beschichteten Waffeleisen backen.

| | |
|---|---|
| 1 Portion | : 2 Waffeln |
| Kalorien | : 178 |
| Gesamtfett | : 0,8 g |
| Gesättigte Fettsäuren | : in Spuren |
| Cholesterin | : 0 mg |

## Apfel-Zimt-Muffins                 Dr. Andrew Weil
ergibt 12 Muffins (12 Portionen)

Diese Muffins sind aufgrund des Apfelsaftkonzentrates sehr kalorienreich. Um die Anzahl der Kalorien zu reduzieren, kann das Konzentrat mit Wasser verdünnt werden.

1 1/2 Tassen Weizenvollkorn-Kuchenmehl
1 1/2 Tassen ungebleichtes Allzweckmehl
1 TL gemahlener Zimt
1/2 TL frisch geriebene Muskatnuß
2 1/2 TL Backsoda
1 1/4 Tassen Haferkleie
2 große Kochäpfel (z. B. Rome beauty oder Granny Smith)
etwa 340 ml Apfelsaftkonzentrat

Backofen auf 150° C vorheizen.

Mehlsorten mit Zimt, Muskatnuß und Backsoda mischen, dann die Haferkleie zugeben. Äpfel schälen, vom Kerngehäuse befreien, kleinschneiden und zu der Haferkleiemischung geben. Apfelsaftkonzentrat unterrühren und den Teig mit etwa $1/2$ Tasse Wasser anfeuchten. Den Teig in dünn mit Öl ausgepinselte Backförmchen füllen und im vorgeheizten Backofen 25 Minuten backen.

**Variation:**
Zusätzlich $1/2$ Tasse Rosinen, Datteln oder andere Trockenfrüchte zum Teig geben.

| | |
|---|---|
| 1 Portion | : 1 Muffin |
| Kalorien | : 204 |
| Gesamtfett | : 1,2 g |
| Gesättigte Fettsäuren | : in Spuren |
| Cholesterin | : 0 mg |

# Desserts

Desserts sind in dieser Diät durchaus erlaubt! Die nachfolgenden Rezepte basieren auf Obst- und Getreidezutaten, die meist nur wenig gesüßt werden. Aus Früchten, Gewürzen, Wein und Fruchtkonzentraten ergeben sich vielfältige Kombinationsmöglichkeiten.

Interessante Desserts lassen sich ganz einfach und ohne großen Aufwand zubereiten, wenn man frischen Früchten lediglich eine besondere Note verleiht, beispielsweise Melonen mit süßem Muskatwein oder Mangos mit Zitronensaft abschmeckt.

Nachtische, wie z. B. der Reispudding und der Zitronen-Grieß-Pudding, sind etwas schwerer als die Fruchtdesserts. Sie haben aber auch einen hohen Eiweißgehalt und versorgen mit Aminosäuren, die möglicherweise in anderen Mahlzeiten fehlen. Einige der Getreidedesserts können auch zum Frühstück verzehrt werden.

Vergessen werden sollte jedoch nicht, daß auch ein frisches, unbearbeitetes Stück Obst der Jahreszeit – aus der Hand gegessen – als Dessert unerreicht ist.

## Apfel-Cidre-Sorbet      ALICE WATERS
6 Portionen

12–15 säuerliche Äpfel (z. B. Granny Smith)
2 Flaschen Cidre (Apfelwein), mit Kohlensäure
1/4 TL gemahlener Zimt
Mark von einer 1/2 Vanilleschote
1/4–1/2 Tasse Zitronensaft
abgeriebene Schale von 1–2 Zitronen
3/4 Tasse Zucker pro 1 l Apfelpüree
1 Prise Salz

Äpfel waschen (nicht schälen), Kerngehäuse entfernen und in Achtel oder Zwölftel schneiden. Dabei die Apfelschnitze sofort in Wasser mit Zitronensaft vermischt (etwa 3 Eßlöffel Zitronensaft pro Tasse Wasser) legen, damit sie nicht braun werden. Anschließend abgießen und die Apfelschnitze mit 2 Tassen Cidre, Zimt und dem Vanillemark in einen Kochtopf geben. Zugedeckt bei milder Hitze etwa 10 Minuten weich kochen lassen. Äpfel durch ein Haarsieb streichen, dabei die Apfelschalen zurückbehalten. Zum noch heißen Apfelpüree den restlichen Cidre, Zitronensaft und abgeriebene Zitronenschale sowie Zucker und Salz geben. Die Zitronensaft- und Cidre-Menge hängt davon ab, wie sauer die Äpfel sind. Die Apfel-Cidre-Mischung erkalten lassen und entweder in einer Eismaschine nach Herstellerangaben zubereiten oder im Tiefkühlfach gefrieren lassen. Während des Gefriervorgangs die Masse öfter umrühren. Das Apfel-Cidre-Sorbet schmeckt am besten, wenn es noch am gleichen Tag verzehrt wird.

1 Portion
Kalorien            : 324
Gesamtfett          : 1,2 g
Gesättigte Fettsäuren : 0,2 g
Cholesterin         : 0 mg

## Gedünstete Birnen mit Kirschsoße
ergibt 6 Birnen (6 Portionen)　　　　CAROL CONNELL

Dieses Dessert läßt sich ganz einfach zubereiten.

6 große Birnen
1½ Tassen schwarzer Kirschsaft
2 EL Pfeilwurzelmehl
¼ Tasse kaltes Wasser
Minzeblättchen zum Garnieren

Birnen in einen Kochtopf mit dem Stielende nach oben setzen. Kirschsaft zugießen und die Birnen zugedeckt bei milder Hitze in etwa 20 Minuten weich dünsten. Anschließend herausnehmen. Pfeilwurzelmehl mit dem kalten Wasser anrühren und den Kirschsaft damit andicken. Die Kirschsoße über die Birnen geben und mit Minzeblättchen garnieren.

| | |
|---|---|
| 1 Portion | : 1 Birne |
| Kalorien | : 109 |
| Gesamtfett | : 0,5 g |
| Gesättigte Fettsäuren | : 0,1 g |
| Cholesterin | : 0 mg |

## Erdbeeren mit Balsamico-Essig
ergibt 4 Tassen (4 Portionen)   MOLLI KATZEN

Bei dieser traditionellen italienischen Zubereitungsart entwickelt sich das Erdbeeraroma durch die Zugabe von Essig besonders gut. Auch nicht ganz so einwandfreie Früchte, insbesondere zu früh geerntete Erdbeeren, lassen sich auf diese Weise noch »retten«. Für dieses Rezept eignet sich Balsamico-Essig besonders gut, da er einen leicht süßen Geschmack besitzt. Die Erdbeeren können schon einen Tag vorher in Scheiben geschnitten und gezuckert werden. Den Essig erst 30 Minuten vor dem Servieren hinzufügen.

1 kg Erdbeeren
4–6 TL Zucker
1 EL Balsamico-Essig

Erdbeeren nur mit einem feuchten Papiertuch abwischen, um ihren Geschmack nicht zu verwässern. Die Stiele abzupfen und je nach Größe in Hälften oder Scheiben schneiden. Kleingeschnittene Erdbeeren in ein flaches Gefäß füllen und mit dem Zucker bestreuen. Mit Plastikfolie abdecken und einige Stunden durchziehen lassen. Sollte dies länger als 3–4 Stunden dauern, Erdbeeren im Kühlschrank aufbewahren, aber rechtzeitig vor dem Servieren wieder Zimmertemperatur annehmen lassen. Etwa 1/2 Stunde vor dem Servieren mit Balsamico-Essig benetzen und auf 4 Schälchen verteilen.

| | |
|---|---|
| 1 Portion | : 1 Tasse |
| Kalorien | : 65 |
| Gesamtfett | : 0,6 g |
| Gesättigte Fettsäuren | : in Spuren |
| Cholesterin | : 0 mg |

## Melone mit Ingwer-Zitronen-Sirup
ergibt 2 Tassen (4 Portionen) MARK HALL

Für diesen Nachtisch eignet sich eine süße Melonenart, wie z. B. Canteloupe-, Honig- oder Wassermelone. Der leichte Ingwergeschmack gibt diesem Dessert eine besondere Note.

1 Stück Ingwerwurzel (ca. 2,5 cm lang), gerieben
1 1/2 EL Zucker
1 1/2 Zitronensaft
1/2 Tasse Wasser
1 1/2 TL Pfeilwurzelmehl
2 EL kaltes Wasser
2 Tassen süße Melone, in Stückchen
1 1/2 TL Minze oder Petersilie zum Garnieren

Ingwer mit Zucker, Zitronensaft und 1/2 Tasse Wasser in einen Kochtopf geben und zum Kochen bringen. Einige Minuten kochen lassen. Pfeilwurzelmehl mit 2 Eßlöffeln Wasser anrühren und in die kochende Flüssigkeit einrühren. Sobald die Flüssigkeit dick wird, von der Herdplatte nehmen und den Ingwer-Zitronen-Sirup abkühlen lassen. Melonenstückchen auf 4 Glasschälchen verteilen, mit Sirup übergießen und mit Minze oder Petersilie garnieren.

| | |
|---|---|
| 1 Portion | : $^1/_2$ Tasse |
| Kalorien | : 51 |
| Gesamtfett | : 0,2 g |
| Gesättigte Fettsäuren | : 0,2 g |
| Cholesterin | : 0 mg |

## Mango-Kompott ALICE WATERS
ergibt 2 Tassen (4 Portionen)

5 große reife Mangos
etwa 2 TL Zitronensaft
2 Tassen Sauterne (französischer Weißwein)

Mangos schälen, halbieren, die Steine herauslösen und das Fruchtfleisch in hauchdünne Scheiben schneiden. Mangoscheiben in ein flaches Gefäß füllen und mit 2 Teelöffel Zitronensaft beträufeln. 2 Tassen Sauterne zugießen, zudecken und 2–3 Stunden kühl stellen. Eine Stunde vor dem Servieren Mango-Kompott aus dem Kühlschrank nehmen und evtl. noch etwas Zitronensaft zufügen.

| | |
|---|---|
| 1 Portion | : $^1/_2$ Tasse |
| Kalorien | : 249 |
| Gesamtfett | : 0,8 g |
| Gesättigte Fettsäuren | : 0,1 g |
| Cholesterin | : 0 mg |

## Beerensorbet
ergibt 3 Tassen (6 Portionen)

MARY CARROLL

5 1/2 Tassen frische Himbeeren
Minzeblätter zum Garnieren
1 Tasse frische Blaubeeren
1 Tasse Orangenfilets
2 Pfirsiche, ungeschält
1 EL Orangensaftkonzentrat
1/4 Tasse Apfelsaftkonzentrat
1 TL Vanilleextrakt

Bis auf 1 1/2 Tassen Himbeeren und die Minzeblätter alle übrigen Zutaten im Mixer oder mit einem Pürierstab pürieren. Das Sorbet entweder in einer Eismaschine nach Herstellerangaben zubereiten oder mindestens 2 Stunden im Tiefkühlfach tiefgefrieren lassen. Anschließend etwas antauen lassen und mit einem Pürierstab zerkleinern, bis das Sorbet geschmeidig ist. Mit Himbeeren und Minzeblättern garnieren.

| 1 Portion | : 1/2 Tasse |
|---|---|
| Kalorien | : 99 |
| Gesamtfett | : 0,7 g |
| Gesättigte Fettsäuren | : in Spuren |
| Cholesterin | : 0 mg |

## Gebackene Bananen
ergibt 3 Bananen (6 Portionen)

MARK HALL

Dieser Nachtisch ist sehr süß. Mit einem Klecks Magermilchjoghurt oder »geschlagener Sahne« (s. S. 271) servieren.

3 große Bananen
1/2 Tasse brauner Zucker

2 EL Rum
2 EL Zitronen- oder Limonensaft, frisch gepreßt

Backofen auf 200° C vorheizen.
Bananen schälen, längs halbieren und in eine Auflaufform geben. Zucker mit Rum und Zitronen- oder Limonensaft in einen Kochtopf geben und erhitzen, bis die Masse dick wird. Über die Bananen geben und 15 Minuten im vorgeheizten Backofen backen lassen. Dabei die Bananen ab und zu mit der Zucker-Rum-Mischung übergießen. Abkühlen lassen und servieren.

| | |
|---|---|
| 1 Portion | : 1/2 Banane |
| Kalorien | : 136 |
| Gesamtfett | : 0,3 g |
| Gesättigte Fettsäuren | : 0,1 g |
| Cholesterin | : 0 mg |

## Pochierte Birnen   Mark Hall
ergibt 2 Birnen (4 Portionen)

1 Tasse süßer Weißwein
3/4 Tasse Wasser
1/4 Tasse Apfelsaftkonzentrat
1 TL Vanilleextrakt
2 Birnen, geschält, Kerngehäuse entfernt, in Hälften

Weißwein mit Wasser, Apfelsaftkonzentrat und Vanilleextrakt bis zum Siedepunkt erhitzen. Birnenhälften bei mittlerer Hitze zugedeckt in der heißen Flüssigkeit in etwa 5–7 Minuten weich dünsten. Die Garzeit richtet sich nach Größe und Birnensorte. Die Birnen dürfen jedoch nicht zerfallen. Die fertiggegarten Birnenhälften mit einem Schaumlöffel in eine Schüssel heben und mit dem Kochsud übergießen. Abkühlen lassen und servieren.

| | |
|---|---|
| 1 Portion | : ½ Birne + Saft |
| Kalorien | : 112 |
| Gesamtfett | : 0,4 g |
| Gesättigte Fettsäuren | : 0,1 g |
| Cholesterin | : 0 mg |

## Zitronen-Grieß-Pudding          MARK HALL
ergibt 2¼ Tassen (5 Portionen)

2¼ Tassen Wasser
½ Tasse Grieß
¼ Tasse Zitronensaft, frisch gepreßt
2 TL Honig
2 TL Zucker
3 EL Apfelsaftkonzentrat
1 EL abgeriebene Zitronenschale
frische Minzeblättchen zum Garnieren

Wasser zum Kochen bringen. Den Grieß unter Rühren mit dem Schneebesen einstreuen. Etwa 2 Minuten kochen lassen. Den Topf von der Herdplatte nehmen. Restliche Zutaten in den Grießpudding einrühren. Abkühlen lassen und mit frischen Minzeblättchen servieren.

| | |
|---|---|
| 1 Portion | : ½ Tasse |
| Kalorien | : 71 |
| Gesamtfett | : 0,3 g |
| Gesättigte Fettsäuren | : in Spuren |
| Cholesterin | : 0 mg |

## Reispudding
ergibt 3 Tassen (6 Portionen)

Joe und Anita Cecena

1 Tasse Rundkornreis
3 Tassen Magermilch
1–2 Stangen Zimt
1/2 TL Vanilleextrakt
1/4 Tasse Apfelsaftkonzentrat
2 EL Honig oder Süßstoff nach Geschmack
230–280 g Ananas aus der Dose, abgetropft, kleingeschnitten
1/2 Tasse Rosinen
Zimt, gemahlen

Reis in einen großen Kochtopf geben, Milch zugießen und zugedeckt zum Kochen bringen. Hitze reduzieren und 20 bis 25 Minuten köcheln lassen. Den Reis dabei gelegentlich umrühren. Anschließend Zimt, Vanilleextrakt, Apfelsaftkonzentrat und Honig hinzufügen. Falls mit Süßstoff gesüßt wird, diesen erst nach dem Dickwerden des Reispuddings dazugeben. Ananasstückchen und Rosinen unterheben. Zimtstangen entfernen und den Reispudding in eine Schüssel füllen. Mit gemahlenem Zimt bestäuben.

| | |
|---|---|
| 1 Portion | : 1/2 Tasse |
| Kalorien | : 223 |
| Gesamtfett | : 0,5 g |
| Gesättigte Fettsäuren | : 0,2 g |
| Cholesterin | : 2 mg |

## Pfirsich-Brot-Pudding
ergibt 8 Tassen (16 Portionen)

Phyllis Ginsberg

6 mittelgroße Pfirsiche
2 Tassen Magermilch
1/2 TL Salz

1 ganzes, altbackenes Sauerteigbrot (450 g)
1 TL Amaretto
¼ TL frisch geriebene Muskatnuß
½ Tasse Apfelsaftkonzentrat
Saft von einer halben Zitrone
6 Eiweiß, geschlagen

Pfirsiche kurz in kochendes Wasser tauchen und die Haut abziehen. Die Früchte halbieren, Steine herauslösen und das Fruchtfleisch würfeln. Beiseite stellen.
   Milch mit Salz in einer großen Schüssel verrühren. Brot in 2,5 cm große Würfel schneiden und anschließend 15 Minuten in der Milch einweichen. Währenddessen Amaretto, Muskat, Apfelsaftkonzentrat, Zitronensaft und Pfirsichwürfel in einer Schüssel vermischen. Geschlagenes Eiweiß unterheben und zu den eingeweichten Brotwürfeln geben. Brotpudding in eine beschichtete, viereckige Backform füllen und im vorgeheizten Backofen bei 200° C etwa 45 Minuten backen. Warm servieren.

| | |
|---|---|
| 1 Portion | : ½ Tasse |
| Kalorien | : 122 |
| Gesamtfett | : 1,3 g |
| Gesättigte Fettsäuren | : 0,3 g |
| Cholesterin | : 1 mg |

## Warmer Birnenauflauf mit Baiserhaube           IRENE WHITE
ergibt eine Backform von 19 × 30 cm (16 Portionen)

2 EL Weinbrand
½ Tasse Rosinen
4½ Tassen Wasser
¼ Tasse Apfelsaftkonzentrat
1 Zimtstange

6 Birnen, geschält, halbiert, Kerngehäuse entfernt
3–4 Gewürznelken
2 EL Agar-Agar

**Teigkruste:**
2 Tassen Grape-Nuts
1/2 Tasse Apfelsaftkonzentrat

**Baiser:**
8 Eiweiß
1 TL Weinstein
Süßstoff nach Geschmack
2 TL Vanille

Backofen auf 180° C vorheizen.

Weinbrand und Rosinen mit 1 1/2 Tassen Wasser in einen Kochtopf geben und zum Kochen bringen. Anschließend den Kochtopf von der Herdplatte nehmen und die Rosinen bis zur Weiterverarbeitung in der Flüssigkeit einweichen lassen.

2 3/4 Tassen Wasser mit dem Apfelsaftkonzentrat und der Zimtstange zum Kochen bringen. Hitze reduzieren, Birnenhälften dazugeben und zugedeckt in etwa 20 Minuten weich dünsten. Die Garzeit richtet sich nach Größe und Birnensorte. Die Birnen dürfen jedoch nicht zerfallen. Den Kochtopf von der Herdplatte nehmen, Gewürznelken in den Kochsud geben und kühl stellen.

Für die Teigkruste Grape-Nuts mit dem Apfelsaftkonzentrat mischen und auf den Boden einer beschichteten Auflaufform drücken. 10 Minuten backen und vor dem Füllen mit den Früchten abkühlen lassen.

Die Kochflüssigkeit der Birnen in einen Kochtopf abschütten. Die Flüssigkeit der eingeweichten Rosinen dazugeben. Dies sollte insgesamt 3 Tassen Flüssigkeit ergeben, die mit Agar-Agar gedickt wird. Birnen durchschneiden und zusammen mit den Rosinen auf dem gebackenen Teig verteilen. Die warme Flüssigkeit über die Früchte gießen, abkühlen lassen und in den Kühlschrank stellen.

Für den Baiser die Eiweiße schaumig schlagen. Nach und nach Weinstein, Süßstoff und Vanille zufügen und das Eiweiß sehr steif schlagen. Die Eiweißmasse über den gekühlten Birnenauflauf spritzen. Im vorgeheizten Backofen bei 200° C etwa 10 bis 12 Minuten backen lassen.

| | |
|---|---|
| 1 Portion | : $^1/_{16}$ Stück |
| Kalorien | : 135 |
| Gesamtfett | : 0,3 g |
| Gesättigte Fettsäuren | : in Spuren |
| Cholesterin | : 0 mg |

### Glasierte Frucht-Tarte  BARBARA MUSSER
ergibt 1 Kuchen von 30 cm Durchmesser (12 Portionen)

2 Tassen Grape-Nuts
¼ Tasse Apfelsaftkonzentrat
2 EL Pfeilwurzelmehl
2 Tassen Erdbeer-Apfelsaft
3 Pfirsiche, in Scheiben
500 g Erdbeeren, halbiert
3 Kiwis, in Scheiben
30 grüne, kernlose Weintrauben, halbiert

Backofen auf 200° C vorheizen.

Grape-Nuts mit Apfelsaftkonzentrat vermischen und auf den Boden einer runden, beschichteten Backform drücken. In etwa 5 bis 10 Minuten braun backen. Anschließend abkühlen lassen.

Pfeilwurzelmehl nach und nach in einer halben Tasse Saft anrühren und mit dem restlichen Saft in einem

Kochtopf bei mittlerer Hitze unter ständigem Rühren zum Kochen bringen. Etwa 3 Minuten kochen und anschließend abkühlen lassen.

Die Früchte auf dem Teigboden arrangieren und mit einer dünnen Schicht Fruchtglasur überziehen. Vor dem Servieren mindestens 30 Minuten kühl stellen.

| | |
|---|---|
| 1 Portion | : 1/12 Stück |
| Kalorien | : 146 |
| Gesamtfett | : 0,5 g |
| Gesättigte Fettsäuren | : in Spuren |
| Cholesterin | : 0 mg |

## Apfelstrudel   Donna Nicoletti
ergibt 1 Strudel von 46 × 13 cm (10 Portionen)

10 Stücke Strudelteig, ölfrei (à 46 × 30 cm)
1/4 Tasse Honig
1/4 Tasse Wasser
5 Tassen dünne Apfelscheiben
2 EL Apfelsaft
40 g Rosinen
1/2 TL gemahlener Zimt
1 EL Vanilleextrakt
1 Eiweiß

Die Strudelteigplatten mit einem sauberen, feuchten Küchentuch abdecken, da diese sehr schnell austrocknen.

Honig mit Wasser verrühren und beiseite stellen. Apfelscheiben mit Apfelsaft, Rosinen, Zimt und Vanilleextrakt sautieren, bis sie beginnen weich zu werden. Den Kochtopf von der Herdplatte nehmen und die Apfelscheiben abkühlen lassen.

Backofen auf 150° C vorheizen.

Eine Strudelteigplatte mit dem kurzen Ende des Rechtecks zu sich hinlegen und mit etwas Honigwasser benetzen. Die nächste Platte direkt auf die Spitze der ersten Platte legen und ebenfalls mit etwas Honigwasser beträufeln. Mit den restlichen Strudelteigplatten genauso verfahren.

Die Apfelfüllung auf die Mitte der Teigplatten verteilen, dabei rundherum einen Rand von etwa 4 cm lassen. Den Strudel aufrollen und die Oberfläche mit Eiweiß bestreichen. Auf ein dünn mit Öl ausgepinseltes Backblech legen und im vorgeheizten Backofen etwa 30 Minuten backen lassen, bis der Strudel eine goldbraune Farbe angenommen hat. Vor dem Schneiden abkühlen lassen.

| | |
|---|---|
| 1 Portion | : $1/10$ Rolle |
| Kalorien | : 111 |
| Gesamtfett | : 0,2 g |
| Gesättigte Fettsäuren | : in Spuren |
| Cholesterin | : 0 mg |

## Möhrenkuchen  MARK HALL
ergibt 10 Scheiben (10 Portionen)

1 Tasse geraspelte Möhren
1 Tasse Rosinen oder andere Trockenfrüchte
$3/4$ Tasse Honig
$1 1/2$ Tassen Wasser
1 TL gemahlener Zimt
1 TL Allzweck-Gewürz
$1/2$ TL frisch geriebene Muskatnuß
$1/4$ TL gemahlene Gewürznelken
$1 1/2$ Tassen Weizenvollkorn-Kuchenmehl
$1/3$ Tasse Weizenkleie
$1 1/2$ TL Backpulver
1 TL Backsoda

Backofen auf 200° C vorheizen.
    Möhren mit Rosinen bzw. Trockenfrüchten, Honig und Wasser vermengen. Gewürze, Mehl, Backpulver und -soda mischen, dann mit der Möhren-Fruchtmasse zu einem Teig verarbeiten. Den Teig in eine beschichtete Backform (23 × 13 × 8 cm) füllen und etwa 1¼ Stunden backen lassen.

| | |
|---|---|
| 1 Portion | : 1 Scheibe |
| Kalorien | : 191 |
| Gesamtfett | : 0,6 g |
| Gesättigte Fettsäuren | : in Spuren |
| Cholesterin | : 0 mg |

## Melasse-Kuchen
DON VAUPEL
ergibt 1 Kuchen von 20 × 20 × 5 cm (9 Portionen)

½ Tasse Melasse
⅔ Tasse heißes Wasser
½ Tasse kernlose Rosinen
½ TL Salz
½ TL gemahlener Zimt
½ TL Gewürznelkenpulver
½ TL Backsoda
1¾ Tassen ungebleichtes Allzweckmehl

Backofen auf 200° C vorheizen.
    Melasse mit heißem Wasser und Rosinen verrühren, zum Kochen bringen und 5 Minuten kochen lassen. Anschließend auf Zimmertemperatur abkühlen lassen. Restliche Zutaten mischen und in die abgekühlte Melasse-Mischung einrühren. Den Teig in eine beschichtete oder eine dünn mit Pflanzenöl ausgepinselte Backform füllen und 45 Minuten backen. Den Melasse-Kuchen abkühlen lassen.

| | |
|---|---|
| 1 Portion | : 1 Stück |
| Kalorien | : 151 |
| Gesamtfett | : 0,3 g |
| Gesättigte Fettsäuren | : in Spuren |
| Cholesterin | : 0 mg |

## Bananenbrot  Mark Hall
ergibt 1 Brot von 23 × 13 × 8 cm (10 Portionen)

Dieses Brot kann auch als Zwischenmahlzeit oder zum Frühstück verzehrt werden.

2 Tassen ungebleichtes Allzweckmehl
1/2 Tasse Weizenvollkornmehl
1 EL Backpulver
1/4 TL Backsoda
4 vollreife Bananen, zerdrückt
1/2 Tasse Apfelsaftkonzentrat
2 TL Vanilleextrakt
1/2 Tasse Rosinen
3 Eiweiß
2/3 Tasse Wasser

Backofen auf 200° C vorheizen.
 Mehl mit Backpulver und -soda mischen. Restliche Zutaten vermengen und mit dem Mehl zu einem Teig verarbeiten. Den Teig in eine beschichtete oder in eine dünn mit Pflanzenöl ausgepinselte Backform füllen und 1 Stunde backen. Das Bananenbrot abkühlen lassen, in Scheiben schneiden und servieren.

| | |
|---|---|
| 1 Portion | : 1 Scheibe |
| Kalorien | : 204 |
| Gesamtfett | : 0,7 g |
| Gesättigte Fettsäuren | : 0,1 g |
| Cholesterin | : 0 mg |

## Geschlagene »Sahne«   SHIRLEY BROWN
ergibt 1½ Tassen (12 Portionen)

Anstelle von Sahne wird in diesem Rezept sehr gut gekühlte Magermilch verwendet, die mit einem hochtourigen Mixstab aufgeschlagen wird.

½ Tasse Magermilch
½ TL Rumaroma
½ TL Apfelsaftkonzentrat
1 EL feiner Zucker

Magermilch mit einem Mixstab etwa 20 bis 30 Sekunden schlagen. Übrige Zutaten hinzufügen und weiterschlagen. Sofort servieren.

| | |
|---|---|
| 1 Portion | : 2 Eßlöffel |
| Kalorien | : 8 |
| Gesamtfett | : 0,3 g |
| Gesättigte Fettsäuren | : 0,03 g |
| Cholesterin | : in Spuren |

Zum Vergleich »normale« geschlagene Sahne:

| | |
|---|---|
| 1 Portion | : 2 Eßlöffel |
| Kalorien | : 50 |
| Gesamtfett | : 5,4 g |
| Gesättigte Fettsäuren | : 3,3 g |
| Cholesterin | : 20 mg |

# Epilog: Ich habe Hoffnung

»Es ist besser, oben am Rand der Klippe einen starken Zaun zu errichten, als unten im Tal eine Ambulanz aufzustellen.«

JOSEPH MALINS

»In der Natur gibt es weder Belohnungen noch Strafen; – es gibt nur Konsequenzen.«

ROBERT B. INGERSOLL

»Es gibt im Leben nichts zu fürchten, – nur zu verstehen.«

MARIE CURIE

Mein Name ist Hank Ginsberg; ich bin dreiundsechzig Jahre alt. Ich war als Bankfachmann im Investmentgeschäft tätig und habe in verschiedene Firmen investiert.

1970 stellte ich zum ersten Mal fest, daß ich ein Herzproblem hatte. Ich war mit einem Freund, der Arzt ist, unterwegs; wir wollten ins Kino. Als wir eine Strecke bergauf gingen, geriet ich außer Atem und fühlte Druck auf der Brust. Ich hatte diese Symptome seit sechs Monaten, aber ich hatte sie ignoriert. Ich wollte nicht wahrhaben, daß ich ein Herzproblem hatte. Aber diesmal war ich mit einem Arzt zusammen. Er wußte, daß mit mir etwas nicht in Ordnung war, auch wenn ich es nicht sehen wollte. Mein Freund brachte mich in seine Praxis und machte einige Tests. Kurz darauf wurde eine Angiographie vorgenommen.

Das Angiogramm zeigte, daß mehrere Arterien bis zu

einem gewissen Grad – etwa fünfzig Prozent – blockiert waren. Natürlich war ich bestürzt und beunruhigt. Der Arzt sagte, seiner Meinung nach sei es noch nicht notwendig, eine Bypass-Operation vorzunehmen, aber wenn ich meine Lebensweise nicht veränderte, würden die Blockierungen immer schlimmer werden, und dann müßte er operieren.

Er sagte mir, ich solle Diät halten, abnehmen und Streß meiden – aber er sagte mir nicht wie. Ich hatte so viel Angst bekommen, daß ich bereit war, etwas zu tun. Obwohl ich damals erst vierundvierzig Jahre alt war, beschloß ich, mich aus dem Geschäftsleben zurückzuziehen. Der Arzt hatte mir angst gemacht.

Aber obwohl ich nicht mehr aktiv im Geschäft war, kamen doch viele alte Freunde und frühere Geschäftspartner zu mir, die mir Abschlüsse anboten oder mich um Rat fragten. Irgendwie kam ich aus dem Streß einfach nicht heraus.

Meine Frau Phyllis und ich lebten in einem großen Haus in Beverly Hills – mit allem, was so dazugehört –, und ich verkaufte es einfach und sagte mir: Zum Teufel mit dem ganzen Brimborium. Ich wollte einfach von allen Leuten und allen Dingen weg, die Streß in mein Leben hineintrugen. Also beschlossen wir, das Land zu verlassen und nach London zu ziehen. Das war eine wichtige Lebensentscheidung – alles wegen meiner Herzprobleme.

Bis zu einem gewissen Grad änderte ich meine Lebensweise tatsächlich, obwohl nicht annähernd so konsequent wie jetzt, in Dr. Ornishs Projekt. Aber ich glaube, damals wußten die Ärzte noch nicht genug über diese Dinge. Mein Arzt sagte mir damals nicht, daß ich auf Fleisch verzichten sollte. Er riet mir lediglich, von den Dingen, an die ich gewöhnt war, weniger zu essen.

Ich konzentrierte mich vor allem darauf, abzunehmen. Ich habe oft Abmagerungskuren gemacht, nahm aber immer wieder zu, weil ich meinen Lebensstil nicht wirklich veränderte. Nach einer Weile kehrte ich zu meinen alten Eßgewohnheiten zurück, und bald war das Übergewicht wieder da. Das muß im Lauf meines erwachsenen Lebens mindestens zwanzig Mal passiert sein.

Mein Vater starb im Alter von neunundfünfzig Jahren an einer Herzerkrankung, und er hatte diese Krankheit mindestens zehn Jahre vor seinem Tod. Vier seiner Brüder starben mit Anfang Fünfzig. Also dachte ich mir, daß mein Angiogramm ein Signal war, eine Warnung – und das war es auch. Aber wahrscheinlich tat ich einfach nicht genug. Kürzlich wurde ich so wütend auf mich selbst: Vor neunzehn Jahren hatte ich eine so eindringliche Warnung erhalten, und ich nahm trotzdem keine wirklich konsequenten Veränderungen meiner Lebensweise vor. Damals gab es die Studien von Dr. Ornish allerdings auch noch nicht.

In den ersten drei Jahren in London ging es mir gut. Ich arbeitete nicht so viel – gerade genug, um gut zu verdienen, ohne mich zu verausgaben. Ich war im Aktiengeschäft und arrangierte etwa einmal im Jahr einen größeren Abschluß. Aber dann fing ich an, mich zu langweilen. Ich brauchte die Stimulation und die Spannung, die mit dem kreativen Teil meiner früheren Tätigkeit verbunden war.

Also kehrten wir in die USA zurück, und ich nahm mein früheres Berufsleben wieder auf. Aber nun hatte ich mit einigen Leuten zu tun, die für allerhand Streß sorgten.

Dann bekam ich wirklich schlimme Brustschmerzen und suchte einige Ärzte auf. Schließlich landete ich mit gefährlich hohem Blutdruck – 250/150 – im Krankenhaus, und das war wieder ein Warnsignal. Und alle sagten mir, daß ich diese Art von Streß, die mein Beruf mit sich brachte, meiden müßte; also zog ich mich wieder aus dem Geschäft zurück. Mein Arzt verschrieb mir einige Diuretika, um meinen Blutdruck unter Kontrolle zu bringen, und ein Medikament, um den Cholesterinspiegel zu senken. Ich nahm diese Medikamente jahrelang, aber das cholesterinsenkende Mittel schädigte meine Leber; also setzte ich es ab.

Ich hatte Angst, aber mir fiel nichts ein, was ich tun könnte, außer, wieder davonzulaufen. Das hatte ich auch in der Vergangenheit immer getan, wenn der Streß mir über den Kopf wuchs. Unsere Kinder studierten alle, und so beschlossen Phyllis und ich, uns ein Jahr freizunehmen. Es war unser fünfundzwanzigster Hochzeitstag. Wir gingen auf eine Weltreise.

Ein paar Jahre lang reisten wir herum und blieben an Orten, die uns gefielen, solange wir Lust hatten. Das war ein sehr angenehmes Leben.

Dann kehrten wir nach Kalifornien zurück. Bald darauf bekam ich stärkere Schmerzen. Also ließ ich wieder eine Angiographie machen. Im Vergleich mit dem ersten zeigte dieses Angiogramm, daß die Krankheit schlimmer geworden war. Wieder wurde mir dasselbe geraten: abnehmen, Streß vermeiden, – aber wie ich es machen sollte, sagte man mir nicht. Mir zu raten, daß ich es tun sollte, reichte nicht aus.

Es war immer noch nicht so ernst, daß eine Operation unumgänglich war; also glaubte ich, es wäre so weit in Ordnung. Ich ging wieder auf Diät, in derselben Art wie zuvor.

Zwei Jahre später wurden meine Brustschmerzen wieder schlimmer, und es wurde wieder eine Angiographie gemacht. Diesmal waren die Blockierungen der Koronararterien sehr weit vorangeschritten, und der Arzt sagte mir, daß ich eine Bypass-Operation vornehmen lassen müsse.

Ich verleugnete die ganze Situation. Ich ging ohne Angst in die Operation hinein, weil ich nicht wirklich begriff, was mit mir passierte. Auf einer tiefen, unbewußten Ebene glaubte ich einfach nicht, daß ich krank war. Als der Arzt mir sagte, daß ich operiert werden

müßte, sagte ich zu Phyllis: »Ich denke, er weiß, was zu tun ist.« Phyllis sagte, wir sollten noch einige andere Meinungen einholen, aber ich sagte ihr: »Das sind Spezialisten, – die wissen schon, was sie tun.« Was die Ärzte auch sagten, – ich nahm es einfach so hin.
Aber ich verstand nicht wirklich, was sich abspielte. Erst viele Jahre später, als Dr. Ornish sich mit mir hinsetzte und mir auf dem Angiogramm zeigte, wo meine Blockierungen saßen – »diese hier ist zu fünfundneunzig Prozent blockiert, diese zu sechsundachtzig Prozent und diese zu hundert Prozent« –, da wurde mir schließlich klar, wie krank mein Herz wirklich war. Als er mich fragte: »Waren Sie sich darüber im klaren, wie ernst Ihre Herzkrankheit ist?«, sagte ich: »Ja, natürlich«, aber in Wahrheit war es mir durchaus nicht bewußt; ich registrierte es nicht wirklich. Ich wollte es nicht akzeptieren. Ich blendete es aus. Es ist schwer, sich mit der Wahrheit zu konfrontieren. Ich glaube, wir richten eine Menge Wälle auf, um uns vor der Wahrheit zu schützen.
Also ließ ich die Bypass-Operation vornehmen. Es war eine entsetzliche Erfahrung. Die meisten Leute machen sich nicht klar, wie traumatisch und schmerzhaft eine Bypass-Operation ist. Ich erinnere mich, daß ich aus der Narkose aufwachte und nicht atmen konnte. Ich fühlte mich einfach entsetzlich. Und ich hätte fast aufgegeben. Also, ich hatte das Gefühl, nie wieder so leben zu können wie zuvor. Ich wußte nicht, was ich noch würde tun können und was nicht.
Als ich aus dem Krankenhaus entlassen wurde, sagte mein Arzt mir, ich könnte pro Tag hundert Gramm Fisch, Huhn oder mageres Rindfleisch essen. Hundert Gramm; – ich versuchte, mich daran zu halten, aber ganz langsam und allmählich ließ ich in meiner Aufmerksamkeit nach und aß einfach mehr. »Sind das nun hundert Gramm oder hundertfünfzig? Sollte ich nur dreimal in der Woche Fleisch essen oder fünfmal? Spielt

das wirklich eine Rolle? Schließlich geht es mir jetzt doch wieder gut...«, und so fort. Und dann ließ ich mich noch ein bißchen mehr gehen und sagte mir: »Ach, das Häppchen, das kann doch nicht schaden...« Diese Art von Selbstbetrug habe ich bei jeder Diät gemacht, mein Leben lang. Und das Entbehrungsgefühl ist viel schlimmer, wenn ich mich bei bestimmten Speisen einschränken muß, als wenn ich ganz darauf verzichte.

Es fällt mir viel leichter, die Reversionsdiät einzuhalten, weil Fisch, Huhn oder Rindfleisch völlig wegfallen. Also kann man sich in bezug auf das, was erlaubt ist, nicht selbst betrügen. Man muß nicht ständig darüber nachdenken, ob man im Rahmen geblieben ist oder schon zuviel gegessen hat. Die Richtlinien sind eindeutig. Das macht es viel leichter, sich an diese Diät zu halten. Statt mir Sorgen darüber zu machen, wieviel Fleisch ich essen darf, gestalte ich die Speisen, die ich problemlos essen kann, interessanter; das ist viel einfacher. Man kann sehr gut kochen auf diese Art und wirklich gut essen. Anspruchsvolles Essen ist mir bis heute wirklich wichtig, weil ich Spaß daran habe und mit Genuß esse. Ich hätte große Schwierigkeiten, bei einer Diät zu bleiben, wenn ich fade, langweilige Speisen essen müßte. Aber die Reversionsdiät kann man sehr anspruchsvoll und interessant gestalten.

Ich mache meine Mahlzeiten interessant, indem ich versuche, meine Kreativität spielen zu lassen. Man kann all diese Kräuter und Gewürze verwenden. Bei jedem Essen, ganz gleich, was man zu sich nimmt, liegt der wirkliche Pfiff in der Art, wie man es würzt. Das Fett ist nicht ausschlaggebend; es kommt darauf an, wie man die Dinge zubereitet.

Wir lieben Speisen aus anderen Ländern, Phyllis und ich, – die chinesische, mexikanische, die italienische und die indische Küche. Wir gehen in Restaurants, und wir bereiten diese Speisen auch zu Hause zu. Wir nehmen Rezepte aus regulären Kochbüchern und modifizieren sie nach den Richtlinien der Reversionsdiät, indem wir den größten Teil des Fetts weglassen. Und neun von zehn Malen schmeckt es genauso gut, wie wenn man die Originalrezepte verwendet; manchmal sogar besser!

Essen ist immer noch ein zentrales Element in meinem Leben, und ich habe nicht das Gefühl, daß mir irgend etwas fehlt – außer den Brustschmerzen, die ich früher hatte. Ich brauche nicht zwischen leckerem Essen, das mich umbringt, und gesundem Essen, das nach nichts schmeckt, zu wählen. Ich fühle mich benachteiligt, wenn mir das Essen nicht schmeckt. Dann werde ich wütend. Aber wenn das Essen köstlich ist, habe ich kein Entbehrungsgefühl. Fettes Essen kann schlecht schmecken, und fettarmes Essen kann phantastisch sein. Es kommt nur darauf an, wie man es zubereitet. Die Rezepte in diesem Buch sind umwerfend gut.

Und ich esse jetzt genausoviel wie früher, oder sogar mehr. In den ersten sechs Monaten habe ich sechzehn bis siebzehn Kilo abgenommen, und ich konnte mein Gewicht seit zwei Jahren auf diesem Niveau halten. Und ich esse wirklich viel. Nach jeder anderen Diät war ich bald wieder auf meinem alten Gewicht. Ich hungerte mir die Pfunde ab und verlor Gewicht, aber nach einer Weile fühlte ich mich ausgehungert und fing an, zuviel zu essen. Bei Dr. Ornishs Diät brauche ich die Kalorien nicht zu zählen. Er sagt einem nicht, Sie dürfen nicht essen. Es kommt darauf an, *was* man ißt.

Also, nach meiner Bypass-Operation kaufte ich eine Firma und saß im Vorstand von zwei anderen Firmen. Ich versuchte, mich zurückzuhalten und nicht so hektisch zu arbeiten wie vorher, aber es war doch eine Menge Streß. Etwa zweieinhalb Jahre nach meiner Bypass-Operation bekam ich stärkere Brustschmerzen. Die Ärzte sagten mir, daß eine dritte Angiographie notwendig sei. Das Angiogramm zeigte, daß alle Bypass-Stellen okkludiert waren, – alle sechs, ohne Ausnahme. Und sie wollten mich wieder operieren. Drei Ärzte sagten mir, daß ich wieder ins Krankenhaus müßte, daß ich eine weitere Bypass-Operation brauchte. Sie hielten die Situation für sehr gefährlich.

Als ich erfuhr, daß meine Arterien trotz der Bypass-Operation wieder blockiert waren, war ich immer noch in meiner Verleugnungsphase, glaube ich. Ich sah den Ernst der Lage nicht völlig ein. Aber alle sagten mir, daß ich dringend etwas unternehmen müßte.

Also wurde eine Angioplastie gemacht. Sechs Monate später war dieselbe Stelle wieder blockiert! Es kam immer noch nicht richtig bei mir an, weil ich nicht so starke Schmerzen hatte wie vorher. An diesem Punkt wurde mir aber schließlich klar, daß ich mich nicht mehr selbst belügen konnte.

Zuerst resignierte ich bis zu einem gewissen Grad. Ich erinnere mich, daß mein Herzchirurg mir sagte: »Gehen Sie nach Hause, kümmern Sie sich um Ihre Lebensversicherung, und rechnen Sie nicht damit, ein hohes Alter zu erreichen.« Ich wurde sehr depressiv. Wenn einem gesagt wird, daß man praktisch nichts tun kann, dann gibt man auf. Also fing ich wieder an, mich in meine Geschäfte zu stürzen – zumindest das gab mir noch einiges an Spannung und Bestätigung. Ich hatte das Gefühl, zu etwas nutze zu sein und etwas zu leisten.

Ich war enttäuscht, daß die Veränderungen meiner Lebensweise, die ich in den vorangegangenen Jahren vollzogen hatte, nicht ausreichten: Zuerst verstopften die Bypass-Stellen in meinen Arterien, und dann auch noch die Angioplastie. Zu diesem Zeitpunkt erfuhr ich von Dr. Ornishs Forschungsprogramm, das umfassendere Veränderungen der Lebensweise vorsah als die, die ich vorgenommen hatte, und daß Heilung möglich wäre. Seine Forschungsergebnisse zeigten, daß ich vielleicht eine wesentliche Veränderung erreichen könnte, wenn ich meine Lebensweise konsequent umstellte.

Gut; ich machte also einige entscheidende Schritte. Die meisten Männer in meiner Familie waren relativ jung an Herzinfarkten gestorben. Aber ich hatte immer noch die Möglichkeit, eine Menge für mich selbst zu tun. Meine Gene konnte ich nicht ändern, aber die Art, wie ich lebte.

Ich erkannte, daß es meine Entscheidung war, etwas für mich zu tun. Und mir wurde zum ersten Mal klar, daß ich Einfluß auf mein eigenes Leben hatte. Wenn ich derjenige war, der das Problem verursacht hatte, dann konnte ich auch etwas tun, um mir zu helfen, – und vielleicht sogar anderen, indem ich ein Beispiel gab. Hier war meine Chance; – ich fühlte mich nicht schuldig, sondern mit neuer Kraft erfüllt.

Das war eine wichtige, folgenreiche Erkenntnis. Vorher verleugnete ich meine Krankheit; es war zu schwer, es einzugestehen, sogar vor mir selbst. Es ist schmerzlich, der Wahrheit ins Auge zu sehen: daß man sich selbst zerstört. Und sich dann zu sagen: »Du hast immer noch die Chance, dich nicht umzubringen.« Einzugestehen, was man sich selbst antut, ist sehr schmerzhaft; ich glaube, das war der Grund, warum ich meine Situation jahrelang verleugnete. Aber wenn man schließlich genug Schmerzen leidet – wie es bei mir der Fall war –, dann ist es leichter, die Wahrheit zuzugeben, als in der alten Weise weiterzumachen. Man kann es nicht mehr verleugnen.

Aber solange ich nicht wußte, daß ich an meiner Situation etwas ändern konnte, war es schwer, mich mit dem, was ich mir antat, zu konfrontieren. Wenn man keine Möglichkeit sieht, etwas zu tun, um sich selbst zu helfen, erfüllt die Verleugnung eine Funktion. Warum sollte man sich einer schlimmen Situation stellen, wenn man nichts daran ändern kann?

Als Dr. Ornish mir sagte, daß ich tatsächlich eine Menge für mich selbst tun könnte, da glaubte ich wirklich zum ersten Mal, seit ich von meiner Herzkrankheit wußte, daß ich selbst Einfluß darauf nehmen könnte. *Ich* konnte etwas daran ändern. Erst an diesem Punkt konnte ich mir eingestehen, wie ich mit mir selbst und meinem Leben umging, und neue Entscheidungen treffen.

Sobald ich erkannt hatte, daß ich etwas tun konnte, um mir selbst zu helfen, ließ auch die Depression nach. Sie geht weg, wenn man merkt, daß man Macht über das eigene Leben hat. Du bist es, – es ist nicht die Außenwelt, es sind nicht die anderen, die dir etwas antun! Wenn man einmal verstanden hat, was man sich antut, kann man es nicht mehr verleugnen. Dann kann man der Wahrheit nicht mehr ausweichen.

Schließlich hatte ich es begriffen. Ich fügte mir selbst Verletzungen zu. Ich konfrontierte mich damit. Und ich entschloß mich, etwas daran zu ändern. Ich glaube, das war das Schlüsselerlebnis.

Ich fing an, wirklich daran zu glauben. Den Leuten, die ich dort sah, allen, ging es soviel besser. Es war nicht nur bei mir so. Und damals wußte ich noch gar nichts über die Forschungsergebnisse. Aber es genügte, die anderen anzusehen, mitzuerleben, wie sie sich veränderten, wozu sie jetzt fähig waren und wie sie sich fühlten; ich vertraute auf das, was ich mit meinen eigenen Augen sah und was ich an mir selbst erfuhr.

Ich fing an, mich viel besser zu fühlen. Und als ich die Fortschritte auf den Angiogrammen sah – nicht nur auf meinem eigenen, sondern auch auf denen der 'anderen –, da wurde ich noch zuversichtlicher. Jedes einzelne Angiogramm stärkte mein Vertrauen. Die wissenschaftlichen Daten können anderen Menschen helfen, auch dieses Vertrauen zu entwickeln.

Ich weiß nicht, ob irgend jemand an diesem Punkt sagen kann, Streß-Management ist wichtiger, Diät ist wichtiger, Körpertraining ist wichtiger – darauf kommt es auch nicht an. Denn solange man alles tut, spielt es keine Rolle, was wichtiger ist. Alles, worauf es mir ankommt, ist, daß es funktioniert.

Vor zwanzig Jahren, als ich zum ersten Mal erfuhr, daß ich ein Herzproblem habe, gab es dieses Wissen noch nicht. Dr. Ornishs Forschungsprogramm überzeugte mich auf ganz eindeutige, rationale Weise davon, daß es möglich ist, Herzerkrankungen rückgängig zu machen: »Da sind die Leute, die es erprobt haben, dies sind die Gründe, hier sind die Testresultate, und so haben sie sich verändert. Es gibt nachweisbare Verbesserungen.« Wenn es dieses Forschungsprojekt vor zwanzig Jahren schon gegeben hätte – ich hätte mich angeschlossen, keine Frage. Und vermutlich hätte ich dann keine Bypass-Operation und keine Angioplastie gebraucht.

Man kann die Richtigkeit dieser Ergebnisse nicht in Frage stellen. Ich reduzierte den Fettgehalt meiner Ernährung von vierzig Prozent auf dreißig Prozent. Und meine Krankheit wurde schlimmer. Ich nahm weitere Veränderungen vor, aber sie reichten nicht aus. Es ging mir immer schlechter. Jetzt bin ich auf dem Weg der Besserung. Physisch geht es mir besser. Ich habe viel abgenommen. Ich habe angefangen, Körpertraining zu betreiben. Ich war nie gut in Form, seit ich fünfzehn Jahre alt war. Ich war physisch nie sehr belastbar. Aber jetzt bin ich es. Jetzt steige ich die steilsten Hügel in San Francisco hinauf, ohne Probleme. Vorher bekam ich schon Brustschmerzen, wenn ich die Steigungen nur sah.

Seelisch fühle ich mich auch besser. Ich habe Hoffnung. Das war vorher nicht so. Und es ist ein so gutes Gefühl, Hoffnung zu haben. Vorher sagte ich mir: »Ich habe soundso viele Jahre zu leben, und ich nehme es so, wie es eben kommt.« Jetzt glaube ich wirklich daran, daß ich alt werden kann. Ich sehe meinen kleinen Enkel an, der vor drei Monaten geboren wurde, und ich rechne damit, eines Tages auf seiner Hochzeit zu tanzen. Das ist ein sehr schönes Gefühl.

Meine Beziehung zu Phyllis hat sich enorm verbessert. Ich bin seit vierzig Jahren verheiratet, und jetzt lerne ich endlich, mit meiner Frau zu kommunizieren; das ist eine große Bereicherung. Ich glaube, ich habe immer noch einen weiten Weg zurückzulegen, um meine Kommunikationsfähigkeit zu verbessern, ich falle dauernd in meine alten Gewohnheiten zurück. Aber es ist gar keine Frage, daß es schon viel besser geht.

Wir lieben uns, meine Frau und ich, und wir haben eine gute Beziehung, aber früher fuhr ich leicht aus der Haut und regte mich oft über lächerliche Kleinigkeiten auf. Ich glaube, auch das hat sich negativ auf meine Gesundheit ausgewirkt, – diese Wutausbrüche über Dinge, die, wenn man sie mit etwas Abstand betrachtet, nicht wirklich so wichtig sind. Jetzt habe ich gelernt, offener zu kommunizieren, mich auf andere Art als durch Wutausbrüche auszudrücken.

Ich glaube, ich habe immer noch einen weiten Weg vor mir, aber die Dinge greifen mich nicht mehr so sehr an wie früher. Es ist viel besser geworden. Ich explodiere nicht mehr so leicht. Wie das kommt, weiß ich gar nicht so genau. Ich weiß nur, daß man sich nicht auf einen Schlag ändert, hundert Prozent. Es geht in kleinen Schritten voran.

Meine Herzkrankheit, die jedes Jahr schlimmer wurde, trotz Bypass-Operation und Angioplastie, geht jetzt der Heilung entgegen. Nach weniger als einem Jahr in Dr. Ornishs Forschungsprojekt zeigte mein Angiogramm, daß die Blockierungen in meinen Koronararterien sich tatsächlich zurückzubilden beginnen, und auf der PET-Aufzeichnung war zu sehen, daß mein Herz besser durchblutet ist.

Ich denke, es ist wichtig, daß Menschen begreifen, daß sie selbst ihr Leben in der Hand haben, daß sie Einfluß darauf nehmen können. Und es ist Wissen verfügbar, wissenschaftliche Informationen über Prozesse, die Körper, Seele und Geist betreffen, – ein Wissen, das viele Leute, ich selbst inbegriffen, lange, lange Zeit nicht akzeptierten. Mittlerweile erkenne ich es an.

Manche meiner Freunde sind auch im Investment-Geschäft, und sie haben ständig zu tun. Wenn sie mitbekommen, was ich getan habe, sagen sie manchmal: »Dafür habe ich keine Zeit; ich habe Geschäfte abzuwickeln.« Man muß das Geschäftsleben nicht aufgeben, solange man sich die Zeit nimmt, für sich selbst zu sorgen. Man kann Körpertraining und Streß-Management-Übungen in seinen Tagesablauf einplanen, genauso wie man Geschäftstermine einplant. Also sage ich ihnen, daß sie entscheiden müssen, was ihnen wichtiger ist: ihre Geschäfte oder das Leben. Wenn man die Dinge realistisch betrachtet, hängt es wirklich von der eigenen Entscheidung ab. Man hat selbst die Wahl.

Wenn ich erkenne, daß ich mein Leben in der Hand habe, daß ich mir Dinge zufüge, daß es nicht von außen kommt und daß ich niemanden sonst dafür verantwortlich machen kann, dann liegt es bei mir, zu entscheiden, was wirklich wichtig ist. Man muß den Tatsachen ins Auge sehen. Wenn man es einmal erkannt hat und die richtigen Schlüsse daraus zieht, kann man nicht mehr hinter diese Erkenntnis zurückfallen.

Ich war selbst überrascht, daß ich fähig war, mich ohne Selbstbetrug an das Programm von Dr. Ornish zu halten. Es ist sehr schwer, eingefahrene Muster zu verändern. Aber ich habe es schließlich getan. Und wenn ich das schaffen konnte, können andere Menschen es auch schaffen.

# Register der Rezepte

## I. Salate, Dressings, Würzsoßen und Vorspeisen

| | |
|---|---|
| Apfel-Chutney | 120 |
| Auberginenpüree | 100 |
| Baby-Limabohnen-Salat | 116 |
| Blumenkohl mit Limonen-Chili-Vinaigrette | 91 |
| Chinesisches Dressing | 83 |
| Coleslaw (Amerikanischer Krautsalat) | 96 |
| Eingelegte Zwiebeln | 87 |
| Französischer Linsensalat | 115 |
| Fruchtiger Getreidesalat | 111 |
| Geröstete Paprika mit Safran | 94 |
| Hummus (Pikantes Kichererbsenmus) | 99 |
| Italienisches Dressing | 82 |
| Jicama-Gurken-Salat mit Limonensaft und Chili | 106 |
| Julienne-Gemüse mit Zitronen-Senf-Vinaigrette | 89 |
| Kartoffelsalat | 101 |
| Kartoffelsalat mit Tomatillosoße | 102 |
| Maissalat mit Limonen-Koriander-Dressing | 95 |
| Marinierter Gurken-Paprikasalat mit Nudeln | 90 |
| Nudeln Primavera mit Dijon-Vinaigrette | 112 |
| Orangen-Fenchel-Salat mit Brunnenkresse | 105 |
| Orangen-Jicama-Salat mit eingelegten Zwiebeln | 104 |
| Paprikapüree | 86 |
| Preiselbeer-Aspik | 98 |
| Quinoa-Salat | 108 |
| Reissalat mit Aprikosen und Johannisbeeren | 110 |

Salatkomposition von Mangos und roten Beten
mit Mango-Vinaigrette .......................... 88
Salsa Picante ..................................... 119
Schwarzer Bohnensalat ........................ 117
Sellerie mit Zitronen-Senf-Vinaigrette und
Knoblauch ........................................ 92
Spargel mit gerösteter Paprika ................. 93
Sunomono (Japanischer Nudel-Gurken-Salat) ... 118
Tabboule ......................................... 109
Tomaten-Vinaigrette ............................ 85
Waldorfsalat ..................................... 107
Warmer Kartoffelsalat mit Wein-Basilikumsoße   103
Weißer Bohnensalat ............................ 114
Zitronen-Senf-Vinaigrette mit Knoblauch ....... 84
Zucchini-Salat ................................... 92
Zwiebel-Gurken-Gemüse mit Reisessig .......... 86

# II. Gemüsebeilagen

Broccoli mit Honig-Senfsoße .................... 128
Broccoli mit Teriyaki-Soße ..................... 136
Broccoli mit Zitronensoße ...................... 130
Butternußkürbis mit braunem Zucker ........... 131
Gebackene Kartoffeln ........................... 127
Gedünstete Pilze mit Kräutern ................. 124
Geröstete Kartoffeln ............................ 139
Grünkohl mit Zitrone ........................... 129
Kartoffelpfannkuchen ........................... 137
Pilzsoße .......................................... 125
Planten-Pfannkuchen mit roter Chilisoße ....... 134
Ratatouille ....................................... 126
Rosenkohl mit Ahornsirup ...................... 131

Rote-Beten-Gemüse mit Orangensaft und Dill ... 138
Rotkohl mit Äpfeln .............................. 132
Yamswurzeln mit Ingwer und
getrockneten Aprikosen ........................ 123
Yamswurzeln mit Zitrone ...................... 128
Zucchini-Pfannkuchen .......................... 133
Zucchini-Pilz-Gemüse mit Ancho-Chili-Soße .... 133
Zwiebel-Eingemachtes mit Crôutons ............ 122

## III. Getreide- und Hülsenfruchtgerichte

Bohnenpüree .................................... 159
Gefüllte Paprikaschoten mit Reis und
Tomatillosoße .................................. 152
Goldener Reis-Pilaw ............................ 155
Kappa Maki (Sushi-Röllchen) ................... 160
Kichererbsen-Gemüse-Stew mit Couscous ...... 148
Polenta mit Tomatensoße ....................... 156
Polenta mit Tomatensoße und Zucchinigemüse  157
Quinoa auf mexikanische Art ................... 158
Reis-Pilaw mit gerösteten
Safran-Paprikaschoten .......................... 161
Risotto ......................................... 150
Rotes Bohnen-Chili ............................. 143
Schwarze Bohnen-Burritos ...................... 140
Schwarzes Bohnen-Chili ........................ 144
Spanisches Bulgur .............................. 151
Tamale Pie ..................................... 146
Wilder Reis und Arborio-Reis .................. 153

# IV. Nudelgerichte

Auberginen-Lasagne .......................... 167
Japanische Buchweizennudeln mit Gemüse ..... 173
Linguini mit geröstetem Paprika und
Kräuter-Tomatensoße ........................ 166
Nudeln mit Auberginen-Paprikasoße ........... 170
– mit Kreole-Soße ............................ 169
– mit Paprika-Linsen-Soße .................... 171
– mit Spargel und Spargelcreme ............... 164
– mit Tomaten-Linsen-Soße ................... 174

# V. Suppen

Suppenfonds ..................................... 176
Suppenzubereitung ohne separaten Fond ....... 177
Bohnen-Tomatensuppe mit frischen Kräutern ... 197
Erbsensuppe mit Möhren und Sellerie .......... 200
Gazpacho ........................................ 184
Gemüsefond ..................................... 182
Kartoffelsuppe ................................... 189
Kohlborschtsch .................................. 188
Knoblauch-Kräutersuppe ....................... 190
Leichte Tomatensuppe .......................... 183
Linsen-Maisbrei-Suppe mit Limonen und Chili .. 199
Minestrone ...................................... 193
Möhrensuppe mit Ingwer, Orange und
Koriander ....................................... 185
Pikante Möhren-Tomatensuppe ................. 186
Pilzbrühe ........................................ 181
Schwarze Bohnensuppe ........................ 192

Sommergemüsefond .............................. 179
Spanische Kichererbsensuppe mit Knoblauch ... 195
Tomaten-Linsensuppe ............................ 194
Tomatillosuppe mit Mais und Koriander ........ 187
Wintergemüsefond .............................. 180

## VI. Herzhafte Gemüsegerichte

Crêpes mit Pilzen und Lauch .................... 207
Enchiladas mit Tomatillosoße ................... 213
Gefüllte Zucchini mit Tomatensoße und
Fenchelsamen ................................... 220
Gemüsekuchen mit Paprikapüree ................ 202
Herzhafter Bohnen-Gemüsestew (oder Suppe) .. 211
Indischer Gemüsestew .......................... 209
Pilz-Artischocken-Frittatas ...................... 218
Pilz-Flan ........................................ 217
Southwestern Gemüsestew ...................... 216
Tomaten-Okra-Stew ............................. 212
Wintergemüsestew .............................. 204
Zucchini-Nudeln mit Joghurtsoße ............... 221

## VII. Tofugerichte

Auberginen mit Tofu auf chinesische Art ....... 232
Gedämpftes frisches Gemüse mit
Tofu und Soba-Nudeln .......................... 233
Gefüllte Manicotti-Nudeln ...................... 235

| | |
|---|---:|
| Gemüse mit Tofu und süßsaurer Soße aus dem Wok | 230 |
| Lydias Mexikanische Kasserolle | 227 |
| Marinara-Soße | 236 |
| Marinierter Tofu | 225 |
| Misoyaki-Soße | 234 |
| Tofukäse mit frischen Kräutern | 224 |
| Tofurührei mit Gemüse | 226 |
| Tofu-Stew mit Miso | 228 |

## VIII. Brot und Pizza

| | |
|---|---:|
| Bauernbrot | 243 |
| Brioche | 240 |
| Chez Panisse-Brot | 238 |
| Haferkleie-Hushpuppies | 244 |
| Knoblauchbrot | 244 |
| Maisbrot | 241 |
| Pizza mit Pilzen | 246 |
| Pizza Provençal | 247 |
| Roggenbrot | 242 |

## IX. Frühstücke

| | |
|---|---:|
| Apfel-Zimt-Muffins | 253 |
| Buchweizen-Pfannkuchen | 251 |
| Granola | 250 |
| Haferflocken mit Rosinen und Zimt | 249 |
| Hirse-Frühstück mit Rosinen | 251 |
| Waffeln | 252 |

# X. Desserts

Apfel-Cidre-Sorbet ............................... 255
Apfelstrudel ..................................... 267
Bananenbrot ..................................... 270
Beerensorbet .................................... 260
Erdbeeren mit Balsamico-Essig ................. 257
Gebackene Bananen ............................ 260
Gedünstete Birnen mit Kirschsoße .............. 256
Geschlagene »Sahne« .......................... 271
Glasierte Frucht-Tarte ......................... 266
Mango-Kompott ................................ 259
Melasse-Kuchen ................................ 269
Melone mit Ingwer-Zitronen-Sirup .............. 258
Möhrenkuchen .................................. 268
Pfirsich-Brot-Pudding .......................... 263
Pochierte Birnen ............................... 261
Reispudding .................................... 263
Warmer Birnenauflauf mit Baiserhaube ......... 264
Zitronen-Grieß-Pudding ........................ 262

## *für Ihre eigenen Rezeptideen*

## *für Ihre eigenen Rezeptideen*

*für Ihre eigenen Rezeptideen*

*für Ihre eigenen Rezeptideen*

*für Ihre eigenen Rezeptideen*

*für Ihre eigenen Rezeptideen*

# Heilung ohne Medikamente und ohne Messer:

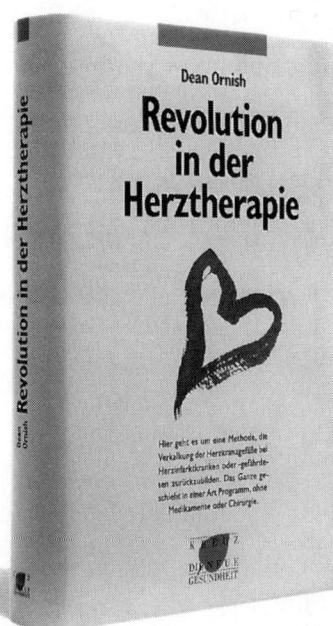

Dean Ornish
**Revolution in der Herztherapie**
Reihe
DIE NEUE GESUNDHEIT
460 Seiten, Hardcover
mit Schutzumschlag

**W**as bisher als unmöglich galt, ist Dr. Dean Ornish mit seinen Herzpatienten gelungen. Bereits verschlossene Herzkranzgefäße öffneten sich wieder – ohne chirurgischen Eingriff und ohne Medikamente. In diesem Buch stellt Dr. Ornish seine wegweisenden Gedanken zu Vorbeugung und Therapie vor. Er zeigt Gesunden und Kranken, was sie für ihr Herz tun können. Damit sich Verkalkungen der Gefäße zurückentwickeln – oder gar nicht erst bilden. Übrigens: Auch in der BRD wird die Ornish-Therapie jetzt erfolgreich angewendet.

[K] **KREUZ**: Was Menschen bewegt.

# Lebenskunst beginnt mit Klugheit und Genuß

Daß Lebenslust und Gesundheit zwei Seiten einer Medaille sind, zeigt dieses Buch auf einleuchtende Weise. Heiko Ernst führt uns anhand neuester Forschungsergebnisse in eine Kunst des Gesundseins ein, die man lernen kann. Und die Spaß macht, weil sie ein Kontrastprogramm zur Anstrengungskultur unserer Zeit ist.

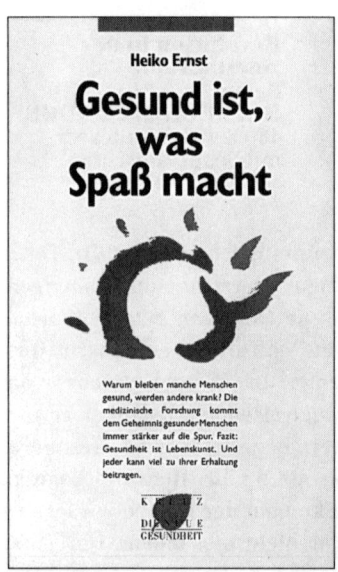

Heiko Ernst
**Gesund ist, was Spaß macht**
160 Seiten, Hardcover
mit Schutzumschlag

**KREUZ**: Was Menschen bewegt.